飲まない生き方

ソバーキュリアス

ルビー・ウォリントン　永井二菜 訳

Sober Curious　Ruby Warrington

方丈社

SOBER CURIOUS

By

Ruby Warrington

Japanese translation rights arranged with
HarperOne, an imprint of HarperCollins Publishers,
through Japan UNI Agency, Inc., Tokyo

カクテルガールへ

飲まない生き方　ソバーキュリアス　目次

はじめに
酒をやめれば、ラクになれるのか ―― 013

第1章 魔物の正体 ―― 038

誰もが多少なりとも「依存」している ―― 041
飲みぐせはこうして身につく ―― 047
〝ほどほど〟は通用しない ―― 052
習慣を変えるのは何よりも難しい ―― 057
リラプス（再飲酒）はリマインダー ―― 064

第2章 アルコールが恋しくなったら 072
〝アル恋〟の引き金を知る 075
一滴も飲まずに人とつきあうには？ 081
酒と同調圧力 090
飲まない人生に「退屈」の文字はない 094
第3章 酒とセックスと男と女 102
「デートでも飲んだらダメですか？」 108
セックスはしらふに限る！ 114
アルコールと出会い系 119
ソバキュリアンは自分に恋する 126

第4章 スピリットをもってスピリッツを制す 134

自分と再会するためのスピリチュアルな旅 141

心のグラスを満たすもの 147

飲まない自分は何者なのか？ 153

第5章 健康ブームと赤ワイン 160

体はもともとソバキュリアン 167

雑念依存には瞑想が効果的 173

オーガズムな眠り 180

#ウェルネスと#地球の未来 187

第6章 酒で心はごまかせない 194
幸せ気分は心の初期設定 199
違和感を味方にしよう 205
心の知性を磨く 210
アルコールと自信のパラドックス 216

第7章 しらふでハイになる 224
歌う、踊る、語る、静かなひとときを堪能する 230
価値あるハイは努力の価値あり 233
リラックスするには 235
解放感を味わうには 238

親睦を深めるには 244
陽気になるには 247
非日常感に酔いしれるには 250

第8章 酒の席につきあう 256
××とアルコールは使いよう 261
酒好きに囲まれるのも悪くない 269

第9章 二日酔いのない社会へ 274
自分の問題が片づくと、人の役に立ちたくなる 281
ドラゴン退治と心のゆとり 286

飲まない社会は人にやさしい 290
すべては小さな意識改革から 294

第10章 ソバキュリアンのための12ステップ

300
謝辞 306
支援グループのリスト 309
註 311

はじめに

酒をやめれば、ラクになれるのか

飲まない生き方を意識したきっかけは、ある疑問に取りつかれたことだ。それは嵐の夜を照らす灯台の光にも似て、しょっちゅう視界に入ってきた。

酒をやめれば、ラクになれるのか。

体が発したその問いは頭の中ではっきりと文字になった。当時は日曜日になると二日酔いで頭がズキズキした。頭ばかりか脳みそまで痛む。胃がムカつき、ろれつが回らず、言葉が出てこない。ベタつき、パサつく髪も二日酔いに苦しんでいた。体はヤニ臭く、口の中は酸っぱい。そんな日は心臓のあるべきところに穴が空いている気がした。

以前から似たような疑問が頭から離れなかった。火曜、水曜、木曜は、念願かなって手に入れた仕事にストレスを感じる以外は、週末が来るのを指折り数えて過ごした。

ほかにやることはないの？

私は酒の席が好きな、いわゆるソーシャル・ドリンカーで、飲む量は〝人並み以上ザル以下〟だと思っていた。飲む相手とペースを合わせていたし、二晩続けて飲むことは（旅行中を除いて）一度もなかったからだ。それでも国のガイドラインが定める〝適量〟にはほど遠かった。週に70ミリまで？　その程度なら、平日の晩酌のベルギービールだけで軽く超えていただろう。

初めて酒に疑問を感じたのはいつだったのか。その日を特定するのは難しい。（不覚にも）記憶があいまいで、どういう状況だったのかも思い出せない。その日はドラマチックな事件でもあったのだろうか。たとえば、友達とふたりで着ぐるみに入っていたら、つまずいて頭を打ち、大量に出血した日。あのとき私は救急車を拒み、シングルモルトが何よりの薬といきがった。いや、もっとささいなことがきっかけだったのかも知れない。どんより曇った月曜の朝は、体がだるくて仕事にならなかった。カビくさいじゃがいもが詰まった袋を引きずっているような感覚だった。でも、週明けはいつもそんな調子だったから、特定の月曜日が〝その日〟だったとは言いきれない。

その日がいつであれ、最初の疑問は新しい疑問を次々と呼び込んだ。裁判所の前に集まった報道陣のように、最初のひとりが私にマイクを向けたら、ほかもせきを切ったように質問を浴びせかけてくる。

「酒をやめると気分はよくなるのか」「仕事の能率は上がるのか」「もっと自信がつく?」「頭痛を抱えて締め切りに追われることは二度となくなる?」「飲まなければ、やせる? 若返る?」「セックスはどうだろう?」「回数やクオリティは?」「酒をやめたら、飲み会で何を話せばいい?」「楽しいほろ酔い気分はもう味わえない?」「つまらないやつと思われたらどうしよう?」「それ以前に自分も人生も、どれだけつまらなくなるんだろう?」

この本を手に取ったあなたなら、こういう疑問のひとつやふたつは頭をよぎったことがあるはずだ。一度もない？　だったら、こういうのはどうだろう。

なぜアルコールはこんなにも……**幅をきかせているのか**。酒を飲まない（飲めない）自分を変わり者、場違い、**迷惑**に思うのはどうして？　なぜ飲まない理由をごまかしてしまうんだろう？　一滴も飲まずに人とつきあうことはできるのか。周りは酒好きばかりなのに？

今のあなたが昔の私と同じように飲んでいるなら、もっと深刻な疑問を感じているかもしれない――**こんなことばかり考えるのは……ひょっとして依存してるから？**

その可能性は否定できない。

断っておくと、私は医者でも脳科学者でも依存症の専門家でもないので人様の飲み方を診断する立場にはない。けれども、後悔の日曜だったか、みじめな月曜だったかに始まった自問をきっかけとして、酒とのつきあい方を根本的に、徹底的に見直した。見直す範囲は自分の過去や人生観にまで広がり、ここ10年は答えを見つけることに多くの時間を割いてきた。

そうするなかで飲み方が変わり、飲み方に対する考え方が変わった。飲酒という**行為**そのものに対するスタンスが一変した。アルコールが人間関係、生産性、幸福感、社会全体に与える影響を知った。その結果、生き方まで変わった。今は毎日が気分爽快で充実しており、**すべてを手に入れた**気分にさえなる。

こういう自問自答を、**ソバーキュリアス**、略して「**ソバキュリ**」と呼ぶことにした。何を問うかは人それぞれだろう――飲む量を減らすには？　もっと人生を楽しむには？　アルコールが浸透している世の中で断酒を貫くにはどうしたらいいのか。けれども、酒に関してひとつでも疑問を感じたことがあるなら、あなたも立派な「**ソバキュリアン**」だ。

医者でもなく、脳科学者でもなく、依存症の専門家でもない私にこういう本を書く資格はあるのか。20年前からジャーナリストとして活動してきたのでリサーチと嗅覚には自信がある。エビデンスAとエビデンスBから結論Cを導くスキルにも磨きをかけてきた。

でも、もう少しだけ自己紹介させてほしい。

酒を飲み始めた時期は遅かった。大学時代は禁酒家で通していたからだ。でも、酒の味を知ったのは8歳ごろだったと思う。ひょっとして、あなたも？　べつに驚くことはない。うちの親もあなたのご両親と同じで、子どもの好奇心に大人の対応をするタイプだった。

シェリーをひと口なめたあと、おばさんちのカーペットを〝泳ぎ回った〟ことははっきり覚えている。その次は9歳のときのピクニックだ。グレープフルーツ味のソーダにワインを混ぜて飲んだら、おもしろいことになった。アルコールを含んだ泡が、のどの奥でシュワシュワはじけて、くすぐったい。あの感触は今でも残っている。

二日酔いデビューは15歳のとき。高校の文化祭の打ち上げで、アルコール度数の高い安酒をがぶ飲みしたのがいけなかった。緑色の風船に2リットルの度数の高い安酒を入れて教室に持ち込んだのは23歳の担任教師だ（アヘンをやると頭がさえると力説する先生でもあった）。翌朝は友達のビーシアの家のトイレで吐き、ガンガンする頭とヨロヨロする足でどうにか登校したが、一日中心がざわつき、落ち着かない。まるで学園ドラマの脇役である。私の役柄？　おとなしいけど訳ありの女子生徒だ。

初めての〝大人の楽しみ〟は散々な結果に終わったが、そのころ地元では入門ドラッグが流行っていた。時は1990年代。エクスタシーが飛び交うレイブ・パーティーの全盛期である。私もクラブのトイレでエクスタシーの錠剤を半分に割り、蛇口から出る水を手に受けて流し込んだ。あっという間に解放感が広がり、博愛の精神が芽生える。音楽が肌に突き刺さる。これはスゴイ！　なによりも二日酔いにならないのがありがたかった。副作用といえば、よくある失恋の痛手だけ。それにひきかえアルコールはじつに退屈に思えた。

初めてボーイフレンドができたのもこの時期だ。仮に〝やぎ座〟としておこう。6歳年上のやぎ座にとって、アルコールはすでに諸悪の根源だった。酔った勢いで殴り合いになり、あごを骨折したこともあるという。しかも、この男は医療用レベルの強力なマリファナを朝から晩まで吸っていた。目覚めの一服どころではない。目覚めてから丸一日、それも毎日、ありえないほどハイになっていた。そこにアルコールが加わると……事態はカオスになるばかり。

そんなやぎ座に反感を覚えたのは言うまでもない。一緒に暮らした6年間、大学時代の4年を含めて、私は酒を禁じられていた。やぎ座は私に一途な献身を求めた。愛の巣の外で楽しい時間を過ごそうものなら、とくにカクテルが出るような場に行こうものなら、あとでこっぴどくなじられ、脅される。

しかし、独房のような自室にこもってマリファナを吸っている間は従順な女でいられた。だから、独房に引きこもり、差し入れだけで生きていこうと決めたのである。りんご1個の日もあれば、クラッカー数枚の日もあった。ミルク入りのコーヒーだけはひっきりなしに飲んだ。体重は10キロ以上落ち、体はやせ細ったが、それでも自分は元気だと思い込んでいた。

その数年後、『タイムズ』紙の日曜版で編集の仕事を始めた。特集記事の担当になり、奇遇にもやぎ座の妹の友達を取材することになった。彼女は出世し、ニューヨークのレコード会社で女性初の代表取締役になっていた。五番街の一等地に建つ、レコード会社の自社ビルの最上階のレストラン。テーブルを挟んで座った彼女は私の顔を思い出し、若鶏のソテーを噴き出して言った。「ああ、驚いた！　あなた、あいつのところにいた〝幽霊〟でしょ⁉」

その幽霊をこの世に生き返らせたのがアルコールだ。

22歳のとき、クラストップの成績で大学を卒業した。サプライズである。マリファナを常用し、拒食症になりかけていた私だが、大学では優等生だったのだ。ハッピーアワーに学生会館で飲んだくれ、財布を空にした記憶もない。プライベートでいろいろあったことを思えば、大変な快挙ではないか。私はやけに誇らしくなり、お祝いしたくなった。当然、祝いごとに酒はつきものだ。

ベルギービールのステラ・アルトワでクラスメートと乾杯し、シャルドネで（やぎ座に批判的だった）女友達と祝杯をあげた。私は勝利の美酒に酔い、真綿で首を締めつけられるような日常にアルコールという息抜きを取り入れるようになった。

なにしろ、1998年である。〝男勝りの女〟がもてはやされ、トレンディドラマの『セックス・アンド・ザ・シティ』が旋風を巻き起こした年だ。今どきの大人の女にとって、ビールジョッキや色とりどりのカクテルグラスを片手に羽根を伸ばす（＝自分を解放する）ことは当然の権利だと思った。

そして、この年、やぎ座の不安が的中する。ある夏の日、私は濃厚なサンブーカの力を借り、長身で日焼けした行きずりの男とベッドを共にしたのだ。やぎ座のメンツをつぶせばひどい目に遭うことは承知のうえだったから、確信犯である。私にはやぎ座を捨てる勇気がなかった。だから、やぎ座に捨ててもらう道を選んだのだ。あとはガソリンを満タンにし、アクセルに足をかけ、そのときを待てばいい。私はいつのまにか自由に向かって走り出していた——そして、現在に至る。

ここでひと息。

というわけで、私の飲酒歴をさわりだけ紹介させてもらった。とくにめずらしいところはない。ハイリスクな飲みっぷりがうかがえるわけでもない（ハイリスクな食べっぷりはうかがえるが）。要するに、中流階級に育った私の青春の一コマであり、若気の至りで悪いオオカミに出会ってしまったという話である。私の場合は不健全な恋愛によって自尊心を失い、声を失った。昔から人は感情の動物と言われてきた。だから、気持ちをごまかし、都合の悪い現実から逃れるすべは、ありがたいことにいくらでもある。

あなたの飲酒歴にも似たようなエピソードがあるはずだ。ジントニックに浮かぶ淡いピンクのビターズのように、私の体験談に自分の姿を重ね合わせたかもしれない——別世界にトリップしたかのような高揚感。大人の仲間入りを果たした思い出の1杯。景気づけにあおったカクテル。酔いに任せたやんちゃの数々。そして、アルコールがいかに社会に浸透しているか再確認できたと思う。ほかの薬物（MDMAやアヘン）は相変わらずタブーなのに、アルコールは（〝薬物〟のうちにも入らず）合法化されている。

私にソバキュリを語る資格があるとしたら、それは私の飲酒歴がほぼ万人に共通するからだ。あなたが酒を覚えたきっかけは家飲みか、コンパか、飲み会か、あるいは憂さを晴らすためだったかもしれないが、飲酒という行為やアルコールそのものに疑問を持ったことはほとんどないだろう。飲酒のリスクとメリットに関する報道はときどき見かける。しかし、断酒の方法については、自他に危害が及ぶ場合は別としても、一定のルールがあるわけではない。ということは、人によって流儀が違っていいはずである。

なぜなら〝依存症〟とは言えないグレーゾーンの症例がけっこうあるからだ。たとえば、はたから見れば、なんの〝問題〟もないケース。一回に飲む量は人並みで、何週間も何か月も飲まずにいられるし、また飲みたいとも思わない場合だ。あるいは、私と同じように警察や病院のやっかいになったことがなく、飲み方を改める理由がないケース。酒で大きな失敗をやらかしたことはなく、せいぜい二日酔いか記憶が抜ける程度だが、日ごろから不安や倦怠感や得体の知れない恐怖感があり、原因は酒かもしれないと感じている場合である。

仮にAA(「アルコホーリクス・アノニマス」の略で、アルコール依存症を支援する自助グループ)のミーティングに出たとしよう(私もソバキュリ活動の一環として試しに出席したことがある)。最初の自己紹介で、みんなと同じように「依存症です」と言えずに口ごもってしまうのは、自分にも他人にもうそをつくような気がするからだ。AAが提唱する回復のための12ステップでは、〝まず自分がアルコールに対して〝無力〟であり、〝思い通りに生きていけなくなっていたこと〟を認めなくてはいけない。しかし、認める気になれないのは、本当はどちらでもないからである。

単純に下戸の場合はどうだろう? 飲めないというだけで、気づいたら壁の花になっている。そんなとき、どんな気持ちになるか。

ひとりだけ浮いているように感じるはずだ。でも、本当にひとりだけ？　ほかにも（「こんなことばかり考えるのは依存してるから？」とひそかに悩む）〝隠れソバキュリアン〟は大勢いるのではないか。

これを知ったら驚くかもしれないが（私は驚いた）、※1最新の調査によると、アメリカ国民の**8人に1人**はアルコール依存症の可能性がある。それ以外にも、自覚症状がなく、AAにたどり着かない予備軍は**数百万人**いるはずだ。この現状とソバキュリ体験を踏まえて言わせてもらうが、私たちは語り合う時期に来ているのではないか。みんなで飲酒体験を共有し、今までにない解決策を探る必要があると思う。

そんな発想から立ち上げたのがソバキュリと禁酒をテーマに語り合う「Club SÖDA NYC（クラブ・ソーダ・ニューヨークシティ）」という集会だ。２０１６年2月にスタートして以来、トークショー、瞑想体験、ゲストによる講演、交流会などを企画開催してきた（現在はポッドキャストの配信がメイン。ちなみに英国のClub Soda UKはロンドンを拠点とする断酒支援グループで、たまたま、すばらしい名称がかぶっているが別物である）。ＡＡのミーティングに参加したとき、とくに注目したのはコミュニティの役目と仲間の存在だ。飲酒のようなややこしい問題を解決したいときは心強い味方になってくれる。

私の場合、ソバキュリの同志を見つけるには自分が疑問に思うことを声に出して訴えるしかなかった。アルコールとの悩ましい関係をオープンに語り合う場を作りたかったし、新たな疑問に対するヒントも欲しかった。たとえば、**「一滴も飲まずに人と会い、親睦を深めるにはどうすればいい？」「酒を飲まないと気まずくなるのは、どうしてなのか」「そもそも〝飲みすぎ〟の基準は？」**

とくに不思議だったのは**飲まない人**が**飲めない人**に限定される現状だ。つまり、酒をやめることを前向きで健康的で有望な**選択肢**と考える人がほとんどいないのである。断酒をすると、酒で**トラブル**を起こしたと思われがちだ。酒を断てば明鏡止水の心になり、自信がつき、**正直な自分**を心の拠り所にできるのに、飲まないメリットを語る人が少ないのはどうしたことか。

たった今、思い出した。飲まない生き方を意識したきっかけである。あれは2010年秋の月曜日、例の疑問が目の前にちらついた。

酒をやめれば、ラクになれるのか。

その日は、週末に参加したヨガの合宿から戻ったばかりだった。合宿地はイビサ島――ヨーロッパ屈指のパーティーの聖地である。戻った直後から何かが変わった。大きく変わった。オフィスに着いても、じゃがいもの袋を引きずっているような気分にならない。それどころか心が軽く、これから始まる1週間が楽しみだった。こんな気分は何年ぶりだろう……いや、初めてだ。週末に酒を飲まなかったのも……記憶するかぎり初めてである。偶然とは思えなかった。むしろ動かぬ証拠だと思った。週明けのみじめな気分は週末の過ごし方に問題があった。そう、酔いつぶれるまで飲むのがいけない。

当たり前だ！

でも、大目に見てほしい。やぎ座から逃げ出した私はアルコールと深い仲になり、腐れ縁で結ばれてしまった。飲酒は日常の一コマになっていたから、日増しに増えるトラブルの原因（決定要因）がそこにあるとは思いもしなかった。しかし、アルコールは私のすべてをひそかにむしばんでいたのだ。

だから、毎日が不安だった。ほぼ1日中、不安で胃が痛み、歯ぎしりしたくなる。不安が薄れたと思ったら、今度は倦怠感に襲われる。毎晩のように夜中の3時に目が覚め、エサの時間が近づいたときのサルのように激しい動悸がした。母親と絶縁状態になり、過敏性腸症候群を発症した。極めつけは得体の知れない魔物に監視されているという妄想が始まったこと。その魔物が私の評判、キャリア、結婚生活、命さえも奪おうとしている。

しつこいようだが、こんな身の上話をするのは私の〝症状〟に心当たりのある人が少なからずいると思うからだ。漠然とした不安と得体の知れない恐怖。あとになって知ったのだが、飲んで紛らわせていたこのふたつは、じつはアルコール依存症という意外に身近な病気のよくある症状なのだ。アニー・グレイス著『This Naked Mind: Control Alcohol（裸の心――アルコールを制するには）』（2015年）はソバキュリアンのバイブルともいうべき名著だが、その中にこんな一節がある。「人は酒が残していった虚しさや不安から逃れたくて、また酒に手を伸ばす。酒が〝楽しい〟のは、酒の味を知らなかったころの満ち足りた気分や安らぎを再体験できるからだ」

私の場合はそう単純ではなかった。酒を飲める年齢になっても、満ち足りた気分や安らぎを感じたためしがなかったのである。やぎ座との恋愛や摂食障害からいつどうやって立ち直ったんだろう？　当時はビールやカクテルの海に溺れていたせいか、肝心なところが思い出せなかった。それでも、疑問はわいてきた。「あの不安、あの倦怠感、あの忌まわしい妄想は、いわゆる離脱症状？」

酒にまつわる体験談には矛盾が多い――飲んで度胸をつけたつもりが翌日には不安な自分に逆戻りしたとか。カッコつけて飲んではみたが、じつは周囲に合わせていただけとか。酔ってセクシーになるはずが、正気を失い、醜態をさらしてしまったとか。

こういう矛盾や酒に関するもろもろの疑問を解決するのは並大抵のことではない。私はヨガ合宿の次の週末、酒を控える気持ちになったのか。いや、ならなかった。金曜の夜に飲まないなんて考えられなかったからだ。せめて節酒に努めようとしたけれど、ことごとく挫折した。平日は飲まないようにしよう。やっぱ、2杯までならいいか。よし、注ぎ足しちゃおう――そんな調子だった。

あなたにも覚えがあるのではないか。

そうこうしながら、ひとつの結論に至った。詳しい説明は第1章にゆずるけれど、ざっくり言うと、飲酒の習慣がある人は例外なく、多少なりとも、依存症の可能性があるということ。脅かすつもりはない。レッテルを貼るつもりもない。それどころか、依存症に対する誤解を正すことがソバキュリの主旨でもある。AAのミーティングで自己紹介したとき、みんなに〝合わせる〟ことができず、苦労したのはなぜか。「ルビー。依存症です」に違和感があったからだ。それは今でもある。自分に終身刑を宣告するようで、じつにみじめだった。

けれども「ルビー。ソバキュリアンです」なら、しっくりくる。これは私に依存歴があること、裏を返せば断酒継続中であることを意味する。アルコールへの依存を断ち切るには**とにかく飲まないこと！**　また、ソバキュリアンになると感情体験に事欠かない。筆舌尽くしがたい**ソバキュリデビュー**（これについても、のちほど）のきまり悪さ、新しい仲間ができる喜び、古い友達を失うせつなさ、異次元の解放感とくつろぎ。

冒険という意味ではハードルも多いが、そのぶんうれしいサプライズや効果を実感する機会も多い。私はソバキュリのおかげで、それまで気づかなかった心の傷を癒やすことができた。気づきを得て長年のトラウマと向き合うことができた。人生の舵を取れるだけの自信がついた。心気体が整い、自分史上最大の夢や目標に向かって歩き出すことができた。要するに、自分を解体しながら立て直すことができたのである。

あなたにとってソバキュリは何を意味することになるのだろう？

やはり私に占う資格はない。あなたの未来はあなたのもの、あなただけのものだし、また、そうでなくてはいけない。ただ、いつになく元気と気力がわき、たしかな判断力がつくことは保証できる。ちなみに、私にとってのソバキュリを要約すると、こんな感じだ。

「ルビー。ソバキュリアンです」と宣言するからには、自分のことを「禁酒家＝アルコールを飲まない大人」と定義する。また、酒を控えることに関して、いっさいのルールを設けない。どんなルールも破られる運命にあるからだ。もちろん、他人にルールを強要することもない。だから、TPOに応じて熟慮のうえで、たまにアルコールをたしなむことができる（〝たまに〟たしなんだら断酒にならないじゃないか！」と突っ込む人もいるだろう。もっともな指摘だ。これについては第1章で説明させてほしい）。

ソバキュリアンになると周囲から浮いてしまうことがたびたびあるが……ほとんど気にならない。むしろ飲まない理由を説明する手間が省けるし、苦しい言いわけを考えずにすむ。そして〝オーガズムな睡眠（これについてものちほど！）〟と目覚めのいい朝が待っている。なによりもアルコールの悪影響を心、体、**魂**が正直に覚えているから、ひっきりなしに聞こえてくる外野の声よりも自分自身の**内なる声**に耳を傾けられるのだ。

この型破りで**物議をかもす**ライフスタイルをどうやって貫けばいいのか。ヒントは本書のタイトルにある。要するに、ソバキュリとは酒に関する疑問をできるだけ正直に、**好奇心**《キュリアス》**をもって**考えることだ。私が感じてきた疑問の数々はすでに紹介したとおり。大きな疑問をおさらいすると——**「酒をやめれば、ラクになれるのか」「〝適正な飲酒〟とは？」「なぜアルコールはこんなにも……幅をきかせているのか」「二日酔いのない人生はどんな感じだろう？」**

本書の狙いは、自問自答するあなたを各方面からサポートすることだ。本格的にソバキュリを始めると、ますます疑問がわいてくる。

最後になったが、私はソバキュリアンに転身したおかげで魂が覚せいし、明鏡止水の境地に達することができた。それについては自著『Material Girl, Mystical World: The Now

Age Guide to a High-Vibe Life（物欲女子、神秘の世界――明鏡止水のナウ・エイジ入門）』（2017年）に記したとおりだ。ジャーナリストとして世の中を観察すると、いたるところで魂の覚せいが起きているのが分かる。それは人生の意味を問い、自分らしい生き方を模索する人が増えているからだろう。現代社会が抱える不安を明るい未来への布石と信じ、なにかと気が散る世の中で無心になることができれば、誰もが社会に貢献できると思う。

私は自分のスピリット（魂）に触れたことで自分の真実にたどりついた。おかげでスピリッツ（酒）から得ていた喜び、度胸、心強さ、親睦、**生きている実感**は安っぽい代用品だったことに気づいた。今は自分で〝本物〟を調達するだけの自信とツールがある。

飲酒の問題を啓発している各界のリーダーたちも同じ道を通ってきた。大学教授でベストセラー作家のブレネー・ブラウン、ノンフィクション作家のグレノン・ドイル・メルトン、俳優のラッセル・ブランド、ライフコーチのガブリエル・バーンスティンは依存症に苦しんだ実体験をオープンに語っている。酔いからさめる人が増えるにつれ、人と酒との（秘められた）愛憎関係が浮き彫りになってきた。アルコールによって心身の健康を損ねている人は百万単位にのぼると思うが、ソバキュリアンになると〝二次効果〟として猛烈に人の役に立ちたくなる。二日酔いのない生き方を選ぶ人が増えれば、未来の可能性は無限に広がるだろう。

だから、ソバキュリに賛同してくれる人にお礼を言いたい。体が発するメッセージを信じ、歩き慣れない道を行き、社会のレッテルに立ち向かう覚悟を決めてくれてありがとう。

本書ではソバキュリを貫くためのさまざまなツールを紹介していく。初心者の支えや自信や参考になれば幸いだ。知識と覚悟をもってアルコールとのつきあい方を見直せば、自分が未来の担い手として無限の可能性を秘めていることに気づく。

さあ、どうします？　あなたも一緒に歩いてみませんか。

037　酒をやめれば、ラクになれるのか

第1章 魔物の正体

2015年2月　ニューヨーク市

ＡＡ（アルコホーリクス・アノニマス）のミーティングに初めて参加する。のどはカラカラ、心臓はバクバク。ＡＡならではの自己紹介が始まる。「アデーレ。依存症です」「マイク。依存症です」「スーザン。依存症です」。次は私の番だ。「どうも……ルビーです。私も……ひょっとして……依存症？」。また疑問だ。けれども答えてくれる人はいない。自己紹介は続く。「ジム。依存症です」「レスリー。依存症です」（プライバシー保護のため実名は伏せてある）

ミーティングの会場はニューヨーク市ウエスト・ビレッジの教会の地下室。集まった人たちは〝アルコール依存症〟のイメージとは打って変わって身なりも髪型もきちんとしている。そして、やけにハキハキ話す。今日のミーティングは「ビッグ・ブック・ミーティング」といい、代表者がテキスト（ビッグ・ブック）の一節を朗読し、それをテーマに一人ひとりが自分の体験を披露することになっている。どの体験談も赤裸々で生々しく、年配者の教訓話を聞いているような気分になる。私は見聞を広めるためにここに来た。最近は節酒に努めているが、気がつくと酒のことばかり考えている。

ジャーナリストの端くれとして予習はすませてきた。アメリカ依存症医学会によると※1「特定の物質への執着」はそれ自体が物質依存症にあたるらしい。AAのミーティングに出れば、「こんなことばかり考えるのは……ひょっとして依存してるから？」という大きな疑問が解けるかもしれないと思った。

それに私は物見高い。ジャーナリストの血が騒いだのかもしれないが、ずっと前からAAの閉ざされた扉の向こうがどうなっているのか興味津々だった。誰でも入れる秘密組織。足を踏み入れたら最後、一生飲むことは許されない――私にはそんなイメージがあった。たしかにAAでは生涯断酒を唯一の「回復法」としている。ミーティングの常連でもリラプス（再飲酒）することは多々あるが、挫折してもサポートしてもらえる仕組みがある。

私は典型的な「外飲み派」で、昔で言う「カクテルガール」だった。安物のワインを買えるだけ買い込み、自前のレシピでカクテルにする。酒を飲むのは仲間と騒ぐときだけ（本当？）だったし、今はそれすら控えている。けれども〝あのころ〟に未練があり、まだ完全に酒を断つ気になれなかった。これからも酒を楽しむ機会はあるはずだ。親友の結婚式で乾杯するとか、野外フェスに出かけて青空の下でビールをあおるとか。

たしなむ程度の飲み方が、いつのまにやら（刑務所、病院、死体安置所の世話にならない程度の）危険な飲み方に変わることがある。だとしても「死ぬまで一滴も飲んではならない」というルールは、断崖絶壁から飛び下りろと命じられたも同然だ。勇気を出して飛び下りれば、一生安泰。目を閉じて、息を止めて、さあジャンプ！

だめ。私にはゼッタイ無理だ。

誰もが多少なりとも「依存」している

だったら、どうしてミーティングに参加したんだろう？　ＡＡを紹介してくれた友達（彼女はＡＡの常連メンバーだが、おしゃれでバリバリのビジネスパーソンである）にお礼のメールを送信しながら、ふと思った。

刑務所、病院、死体安置所。生涯断酒の誓いを破ると、こういうところで最期を迎えることになると一部のメンバーは言う。〝うっかり〟飲んだら一生、依存症のままだと。しかし、それは〝飲んだくれ〟の姿ではないか。朝から手が震え、1杯やらないと仕事（があれば）にかかれない。対人関係のトラブルや酒気帯び運転は日常茶飯事で持病がある。私はどれにも当てはまらない。ミーティングに出た当日も、それ以前も、それ以降も。

ただひとつの自覚症状は「自分らしさを実感できない」ことだった。1日24時間、自分が自分でないような気がした。自分を見失うと、何をどう選択し、どう動けば自分にとってベストなのか分からなくなる。つまり納得のいく生き方ができなくなってしまう。

これは飲酒とは別次元の問題ではないか。だから、依存症の治療とは違うアプローチが必要だと思った。たとえば、いつも自分に正直でいるにはどうしたらいいのか。そのために必要なツール、習慣、考え方は何だろう？　これが納得のいく生き方を模索する第一歩になった。その後、思い切って改めるべきところを改め、取るべきリスクを取った結果、ようやく自分らしい生き方が見えてきたのである。

「ルビー。依存症です」と言えなかったのは、どこかうそっぽく感じたからだ。それを言ったら、色あせた過去に自分を縛りつけるような、道端に放置された「工事中」の看板になるような気がした。ちなみに現在の私はもっと正直な、もっと納得のいく生き方を目指し、西部劇のほろ馬車のごとく全力疾走している。その原動力になっているのが、前著に書いたとおり、心を癒やす神秘のツールだ。話を戻すと、ＡＡのミーティングに出席した当時の私はまだ依存性物質の影響を完全に排除できなかった。飲む量こそ大幅に減ったけれど、演じ慣れたカクテルガールの役をまだ引きずっていたのである。

飲まない生き方を始めて分かったことだが、「人間はもともと酒にハマりやすい体質」で、自覚する以上に酒に依存している。「ルビー。依存症です」には違和感があったが「酒にハマったことはあります」なら素直に言えるし、「慢性習慣性飲酒症」とでも言うべき病にかかったことは認められる。これと同じ症状のある人は「依存症」よりもはるかに多いはずだ。

本書の冒頭で触れたように、飲酒の習慣がある人は多少なりとも依存しているというのが私の結論だ。その根拠を説明させてほしい。

1　薬物依存の経験者で脳科学者のマーク・ルイスは『The Biology of Desire: Why Addiction Is Not a Disease（欲求の生物学——依存症が病気ではない理由）』（2015年）という著書の中で、人間の脳は快感をもたらす刺激か不快感を遠ざける刺激を繰り返し求めると記している。これは人類が進化の過程で獲得した習性のようなもので、身の安全を確保し、子孫を残し、寿命をまっとうするために欠かせないものだが、アルコールは一時的かつ表面的に、どちらの刺激にもなり得る。

2　私たちは物心ついたときからアルコールの洗礼を受けている。たとえば、※2米国内向けの2017年の酒類の広告費はペルノ・リカール1社だけで4億2100万ドルに上る。それだけではない。家族や知り合いが飲む姿も酒のPRに一役買っている。映画のワンシーンも、飲み屋のハッピーアワーを知らせる看板も、日ごろの憂さやストレスを解消したいという生理的な欲求もそうだ。私たちが見聞きしてきたアルコールは笑い、くつろぎ、触れ合い、明日の活力を約束する魔法の液体である。

3　その「魔法の液体」は依存性の高い薬物でもある。※3医学誌『ランセット』に掲載された2007年のリポートを見ると、アルコールはヘロイン、コカイン、バルビツール酸系(睡眠薬)、ニコチンに並ぶ高依存性物質だ。

「飲酒の習慣がある人は例外なく、多少なりともアルコールに依存している」という結論に至ったことは私にとって大きな転機になった。そこで結論の根拠をおさらいしてみたい。

1　人間の脳は生物学上の理由からアルコールを好むようになっている。

2　アルコールは「ボトルに入った楽しいひととき」として、また「あらゆる現代病に効く万能薬」として世の中に浸透しており、私たちの意識の中に繰り返しインプットされる。

3　アルコールの依存性はコカイン以上ではないが、コカイン以下でもない。

この結論が転機になったのは、自分も多少は依存していると自覚できたことでアルコールの誘惑を断ち切る方法が分かったからだ。ついでに節酒(平日は飲まないようにしよう。やっぱ、2杯までならいいか。よし、注ぎ足しちゃおう)が失敗に終わった原因もはっきりした。自分は慢性進行性脳疾患のアルコール依存症ではなく、酒を飲むことがくせになっていると分かれば、やることはひとつしかない。そう、飲まなければいい。アルコールに口をつけない、それだけのことである。ただし、死ぬまで一滴も飲まないことにするかどうかは保留にした。

話が分かりにくいかもしれない。AAが提唱する断酒は飲むか飲まないかの二者択一だ。死ぬまで一滴も飲まない「生涯断酒」だけが「依存症からの回復法」とされている。けれども、近年の研究によって依存症にも濃淡さまざまなグレーゾーンがあることが判明した。だったら、断酒のアプローチにもグレーゾーンがあっていいのではないか。それが私の基本姿勢なのだが、詳しい説明はあとに譲る。

グレーゾーンに言及したのは、あなたの飲み方を診断するためではない。ほとんどの人は自分の飲みっぷりが「アル中」や「依存症」にあたるとは思っていないだろう。グレーゾーンの存在は人間対アルコールの戦いにおいて人間のほうがはるかに劣勢であることを物語っているだけだ。

けれども、そのおかげでわずらわしいレッテルや引け目から解放された。レッテルと引け目についても後章で説明するが、このふたつはあらゆる依存症を悪化させる元凶だ。魔物の正体が見えてくると、飲むことが習慣になったのは自分が異常だからでも、病気だからでもないと思えるようになった。本当の理由は人間だから！

そこで自問。「〝節度をもって〟飲む人とソバキュリアンとの違いはどこにあるだろう？」

飲みぐせはこうして身につく

最近になって知ったのだが、ジャーナリストは大酒飲みになるリスクが高い。参考までに言うと、※4それ以上に物質使用障害が多い職種はサービス業と建設業だけである。私の生業はなにかとストレスが多い。締め切り、スクープ合戦、読者の評判に加えて、（本書の執筆もそうだが）自分の名前と主張を広く知ってもらうために知恵を絞ることもストレスになる。

そして、タダ酒にありつくチャンスがいくらでもある。

大学を卒業し、やぎ座のもとを去った私はタウン誌を発行する出版社に就職した。編集部はロンドンのソーホー地区のバーの2階、経営陣は半グレ集団だったから、プロフェッショナルな職場とは言いがたい。金曜になると〝ボス〟がやってきて、紙にくるんだコカインと50ポンドのピンクの新札を週給として置いていった。私は紙幣だけ受け取り、コカインは遠慮した。やぎ座にドラッグを禁じられていたこともあるが、ロンドンの流行りのブツに手を出すのが怖かったからだ(今でも怖い)。

しかし、取材で話題のスポットに出入りするうちに、アルコールは頼れるパートナーになった。毎晩のように新商品の発表会、店舗やギャラリーのオープニングパーティーがあり、酒がふんだんに振る舞われる。どの会場もアルコールの大河に浮かぶ、陽気な遊覧船のようだった。カラフルな電飾に彩られた空間で洗練された業界人と知り合える。私の名前は各方面の招待客リストに載るようになった。〝おとなしいけれど訳あり〟の女子高生、やぎ座の家に住み着いた〝幽霊〟だった私にとって、初めて見る世界は輝いていた。しかし、そのとき危険信号も点滅し始めたのだ。くすんだ黄色のライトが「この先キケン」を知らせていた。

前述のマーク・ルイスは著書の中でこう述べている。「恋のときめき、危機感、快感、安堵感といった感情とともに脳の変化は加速する……依存症においては、特定の対象への渇望感が、どの感情にも増して脳を急激に変化させる」

ルイスの言う「脳の変化」とは新しい神経回路のことで、脳が喜ぶ行動（快感をもたらすか不快感を遠ざける行動）を繰り返すうちに脳内に根を下ろす。神経回路が形成されると、私たちは脳の喜ぶ行動を無意識のうちに――つまり何も考えずに反復するようになる。従来の医学はこの脳の変化を根拠として、依存症を「疾患」とみなしてきたが、ルイスは反証をあげて異議を唱える。これについてはあとでじっくり検証したい。

黄色の危険信号に話を戻そう。「夜の女王」に生まれ変わった私は、どんな心境だったか。めちゃくちゃうれしかった。毎晩のようにお呼びがかかり、もっと人気者気分を味わいたいと思った？　当然だ。〝幽霊〟時代を忘れたかった？　酒をあおれば上機嫌になれると脳に叩き込んでいた？　言うまでもない。

あなたも今の問答を自分の飲酒歴に重ねてみてほしい――●●●がめちゃくちゃうれしかった？　▲▲▲の気分をもっと味わい、×××の気分を忘れたかった？

私の場合は新しい出会いもあった。この相手を「うお座」と呼ぶことにするが、出会った瞬間に運命を感じた。私が全身全霊でほれ込んだその人（今では結婚20年目の夫）は、あろうことか、クラブのＤＪ兼イベントプロモーターだった。「ファブリック」という人気クラブの開店イベントではタダ酒が飲めるＶＩＰルームのフリーパスをゲットしてくれた（そのＶＩＰルームで、うるう年に私からプロポーズした。もちろん酔った勢いで）。こうして週末の夜はスピーカーの前で踊り明かし、日曜の午前中は陽ざしの降り注ぐビアガーデンで迎え酒をするのが習慣になったのである。

本章の冒頭でも言ったけれど、私の周囲も負けず劣らず大酒飲みだった。薬物依存症だったジャーナリストのエイミー・ドレスナーは自伝『My Fair Junkie: A Memoir of Getting Dirty and Staying Clean（マイ・フェア・ジャンキー：ハイとクリーンの回顧録）』（２０１７年）でジャンキー時代の体験を告白し、宣伝用パンフレットの中でこう述べている。「薬物を常用していると、周りも常用者だらけになってしまう。そういう環境に身を置いていたら〝依存症〟を自覚するのは難しいわ」。その薬物が「ボトルに入った楽しいひととき」であり、「あらゆる現代病に効く万能薬」なら、なおさらだろう。

こうして数年が過ぎた。手がけていたタウン誌が軌道に乗り、任される仕事が増え、うお座との生活にもなじんできた。うお座が〝まっとうな〟仕事に転職したのをきっかけに、私もバランスを考えて平日の夜遊びを控え、家にいる晩は一滴も飲まないようにした。

念願かなって『タイムズ』紙の日曜版の仕事を始めてからは平日をとおして晩酌を自粛し、体調管理に努めるようになった(自問――「なんで最初からそうしなかった?」)。しかし、そのころには酒は生活の一部になっていた。一息つくにも、気晴らしするにも、遊びに出かけるにも、大切な仲間や友達と会うときもアルコールが欠かせない。そんなパートナーをやすやすと手放せるはずがなかった。

〝ほどほど〟は通用しない

ここからいばらの道が始まるのだが、その前にひとつ確認しておきたい。飲酒の習慣を変えるための心得その一は「飲酒の習慣を変えること」だ。

もう一度言う。「酒を飲む習慣がある人は例外なく、多少なりとも、アルコールに依存している」という私の持論に納得できたら、依存を断ち切るには飲むのをやめるしかない。飲み方を変えたい場合も同じ。酒に対する考え方を変えたい場合も同じである。かのアルベルト・アインシュタインが言ったとおり「同じ頭で考えていたら、問題は永遠に解決しない」。

死ぬまで一滴も飲まないことにこだわる必要はない。けれども〝ほどほどに〟飲んでいいというわけでもない。

前述したように、私もAAのミーティングに初めて参加したころは、すでに飲み方を変えていた。飲む回数は月に1~2度、飲む量は週に「70ミリまで」という国のガイドラインを厳守。それでも頭の中は酒のことで一杯だった。

そのあと、もう一度だけミーティングに参加してみたが、結論は変わらなかった。やっぱり「ルビー。依存症です」には違和感がある。だから5年間続けてきたことをそのまま続けることにした。具体的には慢性習慣性飲酒症の症状をひとつずつ改善したのだ。夜の会食でワインを控え、日曜の朝の迎え酒をやめ、二日酔いで後悔しないように注意した。(完璧とはいえない)自己流ではあったけれども、自分の意志で飲まないことを選択した結果、それなりの成果があったし、手ごたえを感じた。アルコールに依存していることを自覚できたのも意志を貫く支えになった。だから、この調子で頑張ろうと思ったのだ。

「自分の意志でやめられたことをありがたく思わなくちゃだめよ」と友人のホリー・ウィテカーによく言われる。ホリーは歯に衣着せぬフェミニストであり、断酒のインストラクターであり、ポストAAの呼び声が高い支援グループ「テンペスト」の創設者だ。ホリーによれば、私の場合は依存の程度がそこまで深刻ではなかったから、強制的に酒を断たずにすんだという。ありがたいと言えば、ＡＡのような自助グループもそうである。飲酒問題を抱える人たちを無料で何度でも支援してくれるのだから。

私のように酒で地獄を見ずにすんだ人間を、ホリーは「早期避難組」と呼んでいる。興味深いのは「(アルコールで)苦しんだ経験が少ない人ほど断酒に苦しむ」という見解。ホリー自身は生涯断酒を誓っており、アルコールのことは「有害物質よ。太るもとだし、毛細血管をズタズタにするし、酔うとろくなことがないし。アルコールってじつは鎮静作用があるから、飲むと気分が落ち込んで、不安が大きくなるの。セックスしても気持ちよくないし、最低ね」とにべもない。また、「飲まない」ではなく「ほどほどに飲む」という選択肢については「そうまでしてアルコールを手放したくないわけね。はっきり言うけど、人間ってこんなものを飲むために生きてるのかしら……」。

そんなホリーも飲酒の習慣をどう改めるかについては柔軟性があり、決して「断酒一辺倒」ではない。「大切なのは自分に正直になること、自分を信頼することだから」とホリーは言う。「私たち(テンペストの)メンバーには『アルコールは百害あって一利なし』という絶対的な信念がある。でも、その人が実体験や信念から達した結論であれば、尊重するし、理解するわ」

ありがたいと言えば、自分の境遇を振り返るときも感謝の気持ちでいっぱいになる。食うに困った覚えはないし、大学まで進学させてもらった。自分の意思を尊重してくれる人たちに囲まれていたから、進路もキャリアも自分で決めることができたと思っている。

けれども、私はアンチＡＡではない！　生涯断酒の誓いに異議を唱えるつもりもない。ＡＡのミーティングに参加して大いに励みになったのはコミュニティの支えだ。そこでは自分の飲酒体験を心置きなく語ることができる。ミーティングの会場には世間体という縛りから解放されたメンバーの安堵のため息がこだましていた。ブロードウェイのラインダンサーが楽屋でタイトな衣装を脱ぐときと同じだ。フーッ。それは体裁を繕う必要がなくなったときのため息である。

私もそういう支えが欲しい！　拒食症になりかけた経験から、強迫行為や強迫観念を助長するものは知っていた。それは隠れて同じ行為を繰り返すこと。だから多少なりとも酒に依存している人たちを集めてコミュニティを立ち上げることにした。

第1回Club SÖDA NYCの交流会は自宅で開いた。集まったメンバーは10人足らずで全員が女性。アルコールに対して同じ思いを抱いていると見込んだ面々だ。どんな人たちに声をかけたのか。あなたの周りにもいると思うけれど、記憶が飛ぶまで飲み続ける友達、〝アレルギー〟を理由に飲み会を断る知り合い、仕事帰りはバーではなくヨガ教室や草野球に行く同僚。誘いたい人たちはすぐに決まった。

15人くらいに案内のメールを出したら、7人が出席の返事をくれた。当日はみんなで車座になり、お菓子をつまみながら、AAのミーティングとよく似た雰囲気のなかでアルコール談義に花を咲かせた。酒に対する執着。レッテル。酔った勢いで送信してしまったメール。最悪の酒気帯びセックス。気を大きくするために飲んだはずが、逆に委縮してしまった経験。飲まないほうが体調はいいけれど、人目が気になるから飲んでしまうという告白。飲まないと、肩身の狭い思いをしたり、壁の花になったり、お高くとまった堅物と思われたりしたらどうしよう？　そもそもワインが飲みたくなるのはどうしてなのか。

こんなに解放感を味わったことはなかった。

これだけ話が盛り上がるということは、やはり誰もが依存症で、すぐにでも酒をやめる必要があるんじゃないか――そんな疑問がまた浮かんだ。

習慣を変えるのは何よりも難しい

人前で慢性習慣性飲酒症だった体験を話すときに、よく披露するエピソードがある。

私が幼いころ、母親はアーユルヴェーダの指導者で医師のシャム・シンハにはまっていた。シンハはどんな病気でも食べ物で治せると主張したが、1980年代の英国ではかなり先進的な発想である。シンハの理論は依存症にも及んでいたと思う。その証拠に今でも心に残っている言葉が「HABIT（習慣）を断つのは至難の業だ。HABITからHを抜いてもＡ　ＢＩＴ（少しだけ）が残る。Ａを抜いてもＢＩＴ（少し）が残る。Ｂを抜いてもまだＩＴ（それ）が残る！」

しかし、シンハがアルコールを問題視していたとはとても思えない。彼が提唱した「お金持ちの減量法」では一日にフィレステーキ３枚とシャンパン１本を平らげることになっていた。

それには賛成しかねる。

習慣的な行動とは無意識のうちに、考える間もなく繰り返す行為だ。疑問を覚えるひまもない。脳もそのように指令を出すことに慣れている。自動的に同じ指令を出していれば手間もひまもかからないからだ。では、習慣はいつから依存になるのだろう？　ひとつの目安は分かっちゃいるけどやめられなくなったときで、それは飲酒にもあてはまる。

この矛盾から「認知的不協和」と呼ばれるものが生じ、相反する意識や価値観が衝突を起こす（酒が体に悪いことを知りながら、飲んでしまう場合など）。心は葛藤し、「認知的協和」を求めて無駄な抵抗を試みるものの、結局は自分相手に戦う状態になり……ああ、ややこしい。

要点だけ言おう。思い出してほしい。飲酒の習慣を変えるための心得その一は「飲酒の習慣を変えること」である。

一方で、飲酒の習慣が、疾患のレベルになるのは飲酒行動に関わる神経回路が脳に深く根を下ろし、脳の機能に異常が生じたときだ。こうなると患者は自分の身を危険にさらし、人間関係を損ねてでも酒を飲みたがる。

アルコール依存症はアメリカ医師会によって1956年に疾患と認定され、白黒つける基準として重宝されてきた（白黒つけたがるのは人間の性だが、そのおかげで何百万もの人が刑務所、病院、死体安置所に行かずにすんでいる）。前述のマーク・ルイスが指摘しているが「疾患とは、医学が定義する人間のトラブル」にほかならない。なぜなら「家族関係や社会問題を検証するよりも細胞の仕組みを研究するほうがらくだからだ。細胞の研究であれば資金が集まり、検証するのも簡単である」。

また疑問。**だったら飲酒問題やアルコール依存症を改善するには人間の生き方、愛し方、交わり方を好奇心をもって研究し、検証すればいいんじゃないか。**

ルイスの著書は、第1回Club SÖDA NYC交流会に来てくれたメンバーに薦められて読み始めたのだが、私にとって「ゲームチェンジャー」になった。快感を求め、不快感を避ける脳のメカニズムを学んだのもこの本だ。おかげで「慢性習慣性飲酒症」は思いのほかまん延しているという結論に至った。

酒を飲むことがしきたりと化した現状を思うと、「適量」を守るよりも依存せず習慣にもしないことのほうが難しいかもしれない。

ルイス本人に取材し、私の考えを話してみた。するとルイスは「〝適正〟とされる飲み方は、じつは病的な飲み方かもしれない。適正が依存症に相当するレベルでないとは言い切れないからね。そもそも適正の科学的根拠はないんだよ」。

こういう視点でアルコールへの執着をとらえると、引け目はとたんに薄れ、飲み方をコントロールできないのは自分だけではないと思えてくる。飲み方をコントロールするには、ほろ酔い気分から目を覚まさなくてはいけない。気づきの火災報知機を鳴らし、覚せいの投光器を自分に向ける。うわっ、まぶしい。それはまだ寝ぼけている証拠だ！　しかし、スヌーズボタンを押し続けていたら火事場から逃げ遅れてしまう。

自分の底力を信じて人生を切りひらくには気づきを重ねるしかない。自分を偽らず、隠さず、恥じずに生きることである。

ノンフィクション作家で大学教授のブレネー・ブラウンは2007年の著書『I Thought It Was Just Me (But It Isn't): Making the Journey from "What Will People Think?" to "I Am Enough"』（私だけだと思っていた：〝人にどう思われるか〟から〝今の自

分で大丈夫〟に意識を変えるには）』の中で「依存と引け目は密接に関連しており、よく似ている。どちらも孤立感や無力感を深めるのだ……依存症は人を孤独にし、孤立させる（自分は異常であるという引け目を感じるため）……また、隠し事をしたり、黙り込んだりすることが多くなるのも依存症の特徴である」と述べている。

私もそうだった。依存症は病気だから断酒する以外に治らないと言われると、余計に引け目を感じ、その引け目を酒で紛らわすという悪循環に陥った。具体的には――

「自分は異常である」と決め込み、引け目を覚える。

←

アルコールの力で引け目や孤立感を一時的にまぎらわす。

←

依存性のあるアルコールを常用することで、さらに依存する。

←

慢性の依存状態は「病気」である。

←自分はやっぱり「病んでいる」すなわち「異常である」。

←さらに引け目を感じる。同時に、病気に殺されるのではないかと不安になる。

←酒を飲んで、引け目と不安を一時的に解消。ますます酒が手放せなくなる。ますます自分は病んでいるように感じる。ますます引け目を感じる。

←続く。


ああ！

注目すべきは「引け目を感じやすい」人は自分のことを「はみ出し者」とみなす傾向が強いというブラウンの指摘だ。たとえば、女性、有色人種、障害や持病を抱える人、貧困層、離婚経験者、離婚家庭の子供、肥満症の患者、性的虐待の被害者、いじめの被害者などなど。

「はみ出し者」を別の言葉で表現すれば、自分の力で人生を切りひらけるとは思えなかった人たちかもしれない。自分で人生のシナリオを書き、監督し、評論する権利があることに気づかなかった人たちだ。

あなた自身やあなたの知り合いも「はみ出し者感」を抱えていないか。心当たりがないとしたら、それは「はみ出し者」だからかもしれない。

リラプス（再飲酒）はリマインダー

ここまで読み進めたあなたなら、※5断酒を前提とした依存症回復プログラムにおいては、参加者の4〜6割がリラプス（再飲酒）すると聞いても驚かないだろう。前述のマーク・ルイスはリラプスの原因を「自粛疲れ」と表現し、「自制心が球切れを起こしている状態」と説明する。要するに意志の力が尽きてしまうのだ。

自粛疲れを起こすのは人間の常だが、とくに「欲求を抑え、感情を殺し、（心が発信する）

重要な情報を無視しなくてはいけないとき」に起きやすいという。私はリラプスを「リマインダー通知」と呼んでいる。そのほうがイメージが柔らかい……でしょ？　柔らかいぶんだけ引け目を感じずにすむ。

私はアルコールの誘惑に負けて飲んでしまい、二日酔いと自己嫌悪にさいなまれるたびに断酒の決意が固くなった。決意が固くなるから断酒をラクに長く続けられるようになり、断酒の期間が長くなるほどうれしい効果を実感することが増え、うれしいから飲みたいと思わなくなり、しまいにはリマインダー通知がほとんど来なくなった。

この好循環はリラプスに対する意識が「引け目」から「罪悪感」に変わった表われである。よいことだ！　ブレネー・ブラウンによると、私の意識は「自分は異常だ」（依存症を患い、アルコールに対して無力である等々）から「自分はやらかしてしまった」に変わったことになる。つまり、リラプス／リマインダーは人格の外で起きた出来事だから、その気になれば再発を防げる。ともあれ、ブラウンが言うように「ダメな自分を改めるよりもダメな行動を改めるほうがずっとラク」である。

友人の名言を思い出す。「完全主義は鎖だけど、最善主義はゴムひも」。私が〝ソバソバ〟（断酒のための断酒）ではなく、〝ソバキュリ〟（好奇心を満たすための断酒）を選んだ理由もそこにある。そう言うとへ理屈をつけて「百害あって一利なしの有害物質」（ホリー・ウィテカー）を弁護しているように聞こえかもしれないが、昔と違って景気づけの1杯が欲しくなることはないし、アルコールがあれば人生はもっと楽しいとも思わない。ただ、完全を求めて自分にプレッシャーをかけるのが嫌なのだ。

私はそもそもが完全主義者である（そうなったのは「はみ出し者」の自分に引け目を感じたから。女性で、離婚家庭の子供で、金持ちの子息が通う学校の貧しい生徒だった）。10代で摂食障害になりかけた一因も完全主義にある。酒を飲み始めたきっかけもそうだ。ソバキュリ初心者のころ、アルコール依存症には完全主義者を自称する人が多いと知って、びっくりした。世間一般のイメージとはかけ離れているからだ。

世間は依存症の人を意志が弱い、だらしない、自分に甘い、横着と思い込む。でも、それが人間の本来の姿ではないか。えっ、生まれてから一度もモノを落としたことがない？　弱気になったこともない？　取り乱したり、わがままを言ったりしたことは？　面倒くさいと思ったことは？　そうならないように（そう見えないように）するには血のにじむような努力が必要だ。アルコールは完全へのこだわりを忘れさせ、うっとりするほど酔わせてくれた――少なくとも土曜の夜までは。しかし、翌朝にはげんなりするほどの二日酔いが待っていた。

しかし、時は過ぎた。ソバキュリを続けるうちに飲酒は習慣や惰性ではなく、意識的な行為に変わった。つまり、実験である。実験の目的はさらなる疑問に答えを出すためだ――これを飲むと、どんな気分になるんだろう？　この場が楽しくなる？　つまらなくなる？　この1杯を飲もうと思った心理的、社会的、肉体的な理由は？

そんな実験を重ねた結果、昨年の夏に決定的な瞬間が訪れた。クロアチアの祝祭でイベントを主催することになり、飛行機に乗っていたときだ。ビール1杯も注文していないことに、ふと気づいた。それも機内サービスが終了したあとにである。昔の私だったら、何週間も前から機内で何を飲もうか考えていただろう。旅行中の酒だけは解禁にしていたのだから。

1杯だけならいいか。いや、1杯が3杯になるかもしれない。そうしたら、すごい自己嫌悪に陥るかも。どうしよう？

この私が国際線のフリードリンクを忘れることになろうとは夢にも思わなかった。アルコール依存症から「回復」する唯一の道は「死ぬまで一滴も飲まないこと」と教わったけれど、その時点で「一滴も飲まなかった」最長記録はせいぜい数か月だったと思う。

その週の後半に、クロアチアの野外劇場で新月を祝う夜会を主催した。アルコール禁止のパーティーであることは、あえて宣伝しなかった。それでは人が集まらないと思ったのだ。ところがパーティーが始まって2時間後、ハウスミュージックに合わせてノリノリで踊っていた人たちが次々と私のところに来て、「すごく楽しい！　一滴も飲んでいないなんて信じられない！」と口々に言うではないか。

私も一滴も飲んでいない自分が信じられなかった。それでも一晩中、ステージの上で踊り狂った。うぉ座と踊り明かし、VIPルームでタダ酒をおかわりしていたあのころのように――いや、それ以上にワイルドに。その体験も決定的瞬間だ。

夜会を終えてホテルに戻る途中、パーティーの熱狂と興奮が冷めやらぬまま松林の中を歩きながら思った――酒の〝サ〟の字も考えず、飲みたいとも思わず、しらふであれだけ楽しく踊ることができた。生涯断酒を誓うのはまだ早いけれど、これはもう勝利宣言してもいいんじゃないか。

いいと思った。

「最近はどのくらい飲んでるの?」とよく聞かれるが、その質問には答えないことにしている。私の返事が「飲む口実」になったり、「自分を責める」原因になったりしてはたまらないからだ。とにかく、私がどれほど飲んでも飲まなくても、あなたのソバキュリには関係がない。前述のホリー・ウィテカーが言ったとおり、「大切なのは自分に正直になること、自分を信頼すること」だ。

自分に正直に生きる――つまり、言行心が一致すると認知的「協和」が生まれる。思考と言動がぴったり合い、バランス感覚が養われ、認知的不協和が解消するのだ。それはスピリチュアルな指導者がスローガンにする「穏やかな心、揺るぎない自信、究極の健康」への近道である。

あなたもこの本を読み終えるころにはアニー・グレイスの言う「飲みたいときに飲みたいだけ飲む」の真意が分かるはず。酒や自分に関する疑問にひとつずつ、できるだけ正直に答えていくと、自分にとって、本当にベストな選択ができる。そして「飲みたいとき」も「飲みたいだけ」もゼロを意味していることが分かる。だから自然と「死ぬまで一滴も飲まない」生き方がかなうかもしれない。

第1章

071 魔物の正体

第2章 アルコールが恋しくなったら

断崖絶壁から飛び下りるつもりで生涯断酒を誓うべきか――迷っていた私の前頭葉（行動の結果を予測し、場の空気を読む脳の部位）に次々と不安がよぎった。飲むのをやめたら毎日が単調でつまらなくなるだろう。きっと友達はひとりもいなくなる。変わり者扱いされるかも。酒でトラブルを起こしたと思われるのではないか。それより、お高くとまっていると思われたら最悪だ。オンとオフの切り替えがつかないし、年末年始、結婚式、誕生日パーティーはどうする？　うお座との会話がなくなりそう。第一、おしゃれをする理由がなくなるではないか。

最後のやつは荒唐無稽に聞こえるかもしれないが、カクテルグラスも持たないのにワンピースとハイヒールでめかしこんでも意味がないと思ったのだ。何度も、何度も、そう思った。それだけ酒は欠かせない存在になっていた――遊びの席でも、パーティーでも、冠婚葬祭でも。こういう場は人に見られることが前提だ。人目があるから勝負服を着る気になる。

ほかの不安は理解してもらえると思う。アルコールは人づきあいの潤滑油、親睦を深めるツール、会話が弾む〝魔法の水〟として世の中に浸透し、社交の場の必需品になった。自宅でも職場でもデートでも、乾杯は「つながろう!」を意味する世界共通語だ。

そして、私たち人間は「つながりを求める動物」である。人間関係のよしあしが幸福度を決める要因であることは各種の研究調査が示すとおり。心理学者のマシュー・リーバーマンは「人間は社会や集団とつながるようにできている。つながりが断たれそうになると、人は社会的苦痛を覚える」と『21世紀の脳科学　人生を豊かにする3つの「脳力」』（江口泰子訳/講談社、2015年）に記し、「社会的苦痛もリアルな痛み」と指摘する。

アルコールのない週末を想像すると、ひとりさみしく自宅にこもり、スマホ片手にくだらないテレビをダラダラ見て、しみだらけのジャージで土日を過ごす自分が心に浮かぶ。

「アルコールが恋しい症候群」、略して〝アル恋〟の世界へようこそ。

いい知らせもある。私の経験上、さきほどの不安が的中することは少なからずあった（つまり、不安の多くは取り越し苦労ではすまない）が、分かったこともある。酒をやめて失うものはただひとつ――酔っぱらうことだけ。

以上！

つまり？　つまり、酒をやめても人づきあいに大した影響はないから、幸せで充実した毎日が送れると言いたいのである。酒に酔うのはひとつの行為に過ぎない。有害な液体（前述のホリー・ウィテカーの言葉を借りれば「ロケットや自動車の燃料とまったく同じもの」）を飲んで心身の状態を変化させる単純な行為だ。しかし、その単純行為によって周囲の状況や目の前の人に注意が向かなくなり、人にからんだり、暴力沙汰を起こしたり、不適切なメールを送信したり、好きでもない相手に体を許してしまったりする。そして翌朝、冷えと吐き気で目を覚ませば、孤独がひときわ身にしみる。

〝アル恋〟の引き金を知る

ところが、実体験と記憶が違う場合がある。これが「ユーフォリク・リコール（多幸的／陶酔的想起）」と呼ばれる現象だ。アーノルド・シュワルツェネッガー主演の90年代のSF映画みたいだが、じつは心理学の用語である。ウィキペディアには「過去の出来事を肯定的に思い出す傾向。その出来事に伴う否定的な感情や体験は除外される」と説明されている。ユーフォリク・リコールは物質依存症の特徴としてもよく挙げられる。私はこの言葉をリハビリ入院中の知り合いから初めて聞いた。それ以来、酒をしのんで遠い目になる（アル恋に負けそうになる）たびに思い出すようにしている。

飲みたくなるきっかけは千差万別だし、アル恋やユーフォリク・リコールが起こりがちなタイミング、場面、顔ぶれ、思い出は指紋のように一人ひとり違う。だから、紋切り型の断酒法に納得が行かないのである。家庭環境、育った土地柄、体質、教育レベル、メディアの影響によってアルコールとのつきあい方は変わるし、酒に対する思い入れにも個人差があるはずだ。

断酒に慣れてきたら、どんなときにアル恋が起きるか興味深く観察してみよう。のどから手が出るほど飲みたくなるときが絶好のチャンスだ。自分が酒を必要とする理由をひとつ残らず教えてくれるから、アル恋は情報の宝庫である。

私の場合は家族旅行、結婚式、女子会、誕生パーティー、旅行前の数日間、会食、マスコミ向けのイベントだった。とくにセレブが集まるイベントを取材する前はアルコールが欲しくなった（タウン誌の編集部にいたころは各界の有名人にインタビューすることも珍しくなかった。パーティーのページを担当していたので毎週新しい情報を求めて各種イベントに顔を出し、セレブからおもしろいコメントを引き出そうとした。こうして念願の〝夜の女王〟のステータスを得たわけだが、今思えば地獄のような日々である）。

自分のアル恋を観察していると、一定のパターンが見えてくる。私は同僚や外部のスタッフと勤務時間外に会うときや、うお座とふたりで家にいるときに決まってアルコールが恋しくなった。酒という相棒がいないと手持ちぶさたになり、間がもたない気がしたからだ。何を話せばいいか分からず、自分の格好が気になり、社交辞令を言うのも気恥ずかしかった。さっき酒に対する思い入れは人それぞれと言ったが、ひとつ言い忘れていた。アルコールは人の気持ちを推測する脳の働きを鈍くする（詳しくは次章で）ので、飲まずにいるとあれこれ気にかかるのは仕方がない。

個人差が大きいのはユーフォリク・リコールである。私の場合は突風にさらわれたような、幽体離脱を起こしたような心地になった。酒を思い浮かべると胸が高鳴り、楽しかったあのころが無性に懐かしくなり、ああいう日々にはもう戻れない思うと一抹の寂しさを感じた。そんな気分になるのは旅行前の駅のホームや空港の出発ロビーでバーの前を通りがかったとき。締め切りや仕事が一段落したとき。春一番の柔らかな陽ざしがビル街に降り注ぐとき。夏の街角でたばこのにおいをかぐとき。月の位置が獅子座にあるとき。ハウスミュージック特有の重低音のドラムを聞いたとき。

つまり引き金には2種類ある。ひとつは緊張をほぐしたくなる状況、もうひとつは楽しい時間やほろ酔い気分を懐かしむ気持ち。私の場合はどちらも等しく引き金になった。あなたはどうだろう？　第1章のマーク・ルイスによれば、「人間の行動の動機は快感を得るか不快感を避けるかのどちらか」だ。つまり、アル恋の引き金は人それぞれでも、その根っこには人類共通の欲求があるらしい。

私の引き金に重大なトラウマがなかったのは幸いだった。というのも、依存の神経回路が脳内で確立するのはアルコールが「人づきあいの潤滑油」から「個人使用の麻酔薬」に変わったときだからである。自分の意思で断酒できたこともラッキーだったが、大きなトラウマとは無縁だった点でも恵まれていた。私には、大切な人に先立たれたショックや長引くうつ症状が原因で酒を飲まずにいられなかったという経験がない。そこまでツラい思いをせずにすんだのは幸運だけれども、自分なりに人生経験を積んだからこそ苦しい時期を乗り越えるだけの底力が身についたのではないかとも思う。

HBO放送制作の『Risky Drinking（危険な飲酒）』というドキュメンタリー映画がある。読んで字のごとく、境遇の異なる大酒飲みの日常に迫った作品だが、そのなかで依存症治療の専門家がグレーゾーンについて語る場面がある。最近では依存症にもグレーゾーンが存在することが広く知られるようになった。でも、グレーゾーンの範囲は？　どこまでが白で、どこからが黒なのか。黄色の注意信号が赤に変わるタイミングはいつだろう。※1「それはアルコールが友達になり、ストレスやツラさをまぎらわしてくれる相手になったときです」と作中で語るのは、米・国立アルコール乱用・依存症研究所のデイドラ・ローチ医学博士だ。「友達になったアルコールはいずれパートナーになる。このパートナーは毒気が強いんです」と博士は言う。ストレスが深刻になったり、ツラい思いが長引いたりすると、適正だった飲み方がいつの間にか危険な飲み方に変わるかもしれない。

アル恋の根っこにも似たような心理がある。酒が恋しいのは、飲まずにいられないほどツラい現実を目の当たりにするのが怖いからではないか。その現実とはコンプレックス、人前に出る緊張、刺激のない日常、耐え難い心痛かもしれない（別の章で詳しく検証する）。

一方で、ユーフォリク・リコールに対処するには、なにごともそうだが、バランス感覚が大切だ。お立ち台の上で踊り、女子会で盛り上がったのはいい思い出だが、それと一緒に翌朝の惨状も思い出さなければいけない——水を飲もうとして激しく吐いたこと、汗まみれのシーツの上でのたうち回ったこと、酔って大けがをしそうになったこと、3日続きの二日酔いで激しい自己嫌悪に陥ったこと。

記憶の片面だけを思い出すのは自分にうそをつくことになる。思い出には楽しいと苦いの両面があるはずだ。私の酒の思い出は悲惨な場面や後悔ばかりではないが、正直言って、酔う楽しさよりも二日酔いのツラさのほうが勝っている。

AAではこれを「最後の一敗を思い出す」と表現する。AAは1975年に『Living Sober』と題したスリムな書籍を出版し、断酒を続けるための(断酒以外にも役に立つ)ヒントを紹介している(日本語版『どうやって飲まないでいるか』NPO法人AAゼネラルサービス、2013年)。この中に「『一敗』は誤植ではありません」という一文がある。「『一杯』ではなく『一敗』としたのは……『一杯』の響きによって楽しく懐かしい瞬間を想起する人が大勢いるからです」。また、ユーフォリク・リコール対策としては「当時の記憶を最後までたどり、悪酔いと二日酔いの場面も思い出すこと」とアドバイス。この記憶の早送りはアル恋対策としても非常に有効だ。

一滴も飲まずに人とつきあうには？

Club SÖDA NYCのイベントではこの質問がいちばん多い。そもそも参加者の多くは〝飲まずに〟つきあえる仲間を求めてイベントにやって来る。酔って騒ぐ仲間を尻目にひとりさみしくジンジャーエールをすする——そんな経験がある人には分かるはずだが、酒席での展開はだいたいこんな感じだ。1杯目を勧められ、気まずい思いで断る↓「そう言わずに、つきあえよ！」と肩を叩かれる（どつかれる）↓宴たけなわになり、疎外感／〝みんなのお母さん〟になった感が深まる。↓人知れず退場。

本章のもうひとつのテーマがこの**ソバキュリデビュー**である。これは酒の席に初めてしらふで参加することをいう。太字にしたのは今後も頻繁に出てくるキーワードだからであり、避けては通れない重要な課題だからだ。

人が集まる場は酒の誘惑に駆られやすい。そこで真っ先に思いつく対策が、(1)しばらく誘いを断り、どうしたら酒の席で肩身の狭い思いをしないですむか考える、(2)飲まざるを得ない場合に限って飲むことにする、のふたつだ。飲まざるを得ない場合の代表格は結婚式や誕生日会などの各種パーティー、年末年始(酒がつきものの祝祭日や連休も)、旅先、接待、職場の飲み会、初回(2回目、3回目、4回目……)のデートだろう。

対策(2)の問題は飲まざるを得ない場合に限定したところで、ほぼ毎月飲むことになってしまうという点。友達が多かったり、デートに忙しかったり、お祝いごとが立て込んでいたりすると、ほぼ毎週かもしれない(理想的な人生ではあるが)。毎月、毎週のように飲んでいたら本末転倒である。飲酒の習慣を変えるには飲酒の習慣を変えるしかないことを思い出してほしい。

対策（1）も、飲まない自分がみじめになるだけという点でまずい。繰り返すが、人間は「つながりを求める動物」で人間関係のよしあしは幸福度を決定づける要因である。そうなると、取るべき道は第3の選択肢しかない。誘われたら「出席」の返事を出し、当日になったら堂々と出かけ、酔いもせず、酒の力も借りずに成り行きに任せることだ。

最初はきまり悪いことこの上ない。酒を覚えたときから世話になってきた脳の神経回路に逆らっているのだから当然である。そのきまりの悪さは――集まったメンバー、その日の気分、食べる物がどれだけ出るかによって違ってくるが――おひらきの瞬間まで続くかもしれない。しかし「なんで飲まないの!?」とひととおり突っ込まれたあとは、陽気な人たちに囲まれて「しらふでいるのも悪くない」と思えるようになる――少なくとも2〜3時間は。

「なんで飲まないの!?」をやり過ごし、ポジティブなところにだけ目を向けると、脳（そして心）の中に新しい神経回路ができてくる。これが飲酒の習慣を変える決め手だ。私は「慣れないことに慣れる」と呼んでいるが、この裏技はあらゆるシーンで役に立つ。

一滴も飲まずに人とつきあうと何が起きるか。まず、行きつけの店がガラリと変わる。今まではバーや居酒屋が中心だったかもしれないが、そういう店は基本的に飲まない客向けにはできていない。次に、酒を飲まずに手持ちぶさたになると、会話が本当におもしろくなる。体験者として言わせてもらうが、アルコールが入るとおしゃべりが弾む／盛り上がるというのは都市伝説だ。そんなことはない。大抵は全員がくだを巻いているだけだ。

しらふで話をすると、つきあう人を選ぶのがラクになる。酒という色眼鏡がないから、相性の悪い相手は友達でも恋人でもすぐに分かる。交友関係が大きく変わる可能性もある。それでも気にすることはない。本当の友達は「一生の友達」と教わったけれども、実際には、分かり合える相手やお手本にしたい人はたった1年で変わることがある。一生のうちなら、なおさらだろう。

罪悪感を覚える必要はみじんもない。飲む習慣が変われば、仲間の顔ぶれも自然に変わる。価値観の合う人にひかれるのは当然だ。もう一度言う。**あなたは悪くない**。ただ正直なだけだ。自分に正直に生きているから「認知的協和」に至ったのである。

ここまではおもに私自身の体験と感想を記した。「ただひとりのしらふ」としてクラブで注目されることに快感を覚える人もいるし、夜通し遊んでも翌朝の寝ざめがいいことに喜びを感じる人もいるだろう。へべれけになった友達を見て、この人やっぱりかわいいな、おもしろいなと改めて思うかもしれない。私にも覚えがある。踊り明かした翌日に、午前中からジムで汗を流せるのは得した気分だ。

ひとつ注意しなくてはいけないのが、ソバキュリ効果を実感すると「説教モード」に入りやすくなること。断酒を広めることが自分の使命のように思われ、酒好きの友達にお説教のひとつもしたくなるのだ。心身ともに絶好調だから、人に勧めたくなるのも当然である。断酒のメリット、(ソバキュリデビューを乗りきるモチベーションにもなる)を具体的に挙げると——

●睡眠のリズムが整い、ぐっすり眠れて疲れがとれる
●胃の調子が良くなる
●肌のトラブルが解消する
●自信がみなぎる
●生産性がアップする
●不安が軽くなる
●人生に希望、活力、ときめきを感じる
●慢性病を抱えるリスクが大幅に減る

●人助けがしたくなる

●お金がたまる

●寝たくもない相手と寝ることがなくなる

それでも、酒好きの友達に説教して回るのは**絶対にNG**だ。余計なお世話もいいところである。自分で選んだ飲まない生き方は自分のもの、自分だけのもの。人が二日酔いを起こそうが、週末を棒に振ろうが、老化を早めようが、有害な化学物質で体を壊そうが知ったこっちゃない（笑）。

ここで新たな課題である。飲まずにいる自分は、飲んでいる周りから見ると「上から目線の堅物」に映ることがある。〝自分の意思で〟飲まない場合はとくにそう思われる危険性が高い。酒でトラブルを起こして自重中の場合や、本当に抗生物質を服用している場合

（それでも飲んでいる人は多いけれど）とはわけが違う。断酒を余儀なくされた人には同情か非難が集まる。しかし『This Naked Mind: Control Alcohol（裸の心　アルコールを制する）』を書いたアニー・グレースが言うように、飲まない選択をすると「飲んでいるほうはあなたを憐れむ理由がない。（だから）自分たちを憐れんでしまう。あなたがアルコールをパスするたびにうしろめたい気持ちになるだろう。意識を高く持つのは結構だが、それを快く思う人ばかりではない」。

飲まない自分が周囲を不快にしている――そんな思いを何度しなければいけないのか。

私は自分が断酒一辺倒ではないことを日ごろから周囲にアピールしている。そして時と場合によってアルコールに口をつける。酒好きを見下すつもりはないこと、今でも仲間であることを分かってほしいからだ。たとえばシャンパンを受け取り、乾杯の音頭に合わせてひと口だけ飲むこともある。それなら「リラプス（再飲酒）」にあたらないし、「回復」の妨げにもならない。そのあと飲まずにいたとしても居合わせた人たちに心苦しい思いをさせずにすむ。それは〝同調圧力に屈した〟からではなく、社交儀礼だ。

昔から酒席で一滴も飲まない人に憧れていた。ジュースだけで最後までつきあえるＤＪの友人。社内の打ち上げで飲まなくても、みんなに好かれていた同僚。アルコールの力を借りずに人と交わり、リラックスできることがうらやましかった。その人たちは静かな自信をたたえている（ソバキュリを続けていけば、誰でも必ずそうなれる！）ように見えて、自分もあんなふうになれたらと思った。けれども、憧れは嫉妬に変わりやすい。その人が持っているものに手が届かないと感じる場合だ。しらふで人と打ち解けられる才能も、そのひとつだろう。

結局、人を批判するのは自分に不満があるからだ。私たち現代人は本当は人づきあいが苦手なのかもしれない。だから二日酔いを覚悟で気付けの酒をあおり、その場だけでも苦手意識を忘れようとするのではないか。それにしても、いつからパーティーで目立つことがステータスになったのだろう。最近では飲まない人間は仲間外れにされ、インスタ映えする写真を撮ることがメインイベントになってしまった。

酒と同調圧力

ノンフィクション作家のスーザン・ケインは『内向型人間の時代　社会を変える静かな人の力』（古草秀子訳／講談社、2013年）で「成功するには大胆でなければならない、幸福になるには社交的でなければならないと、私たちは教えられる」と記している。また、外向的な人間が「文化的理想」と見なされるようになってから、内向的なタイプは自分が引っ込み思案で、人前に出るのを好まず、気の利いた話ができないことを異常と考えるようになったと指摘する。まさに私のことだ（しかし、ソバキュリアンになり、価値観の合う仲間とつきあうようになってからずいぶん変わった）。

ケインの著書には外向型を理想とする風潮とアルコール依存症との関係について触れた箇所はないのだが、ケイン自身のエピソードを読んだときは正直びっくりした。大企業で講演することになったケインは、夫が水筒に入れてくれたベイリーズのアイリッシュクリームを一気飲みしてから登壇したという。酒の力を借りないとリラックスできない人がいかに多いか。そう考えると、飲酒の習慣と「文化的理想」に因果関係があるのは明らかだ。

私も性格を変えたくてアルコールに頼ったことがある。酔うと「心の殻」が脱げ、普段よりも社交的になった気がした。誤解しないでほしいのだが、私は基本的に人が好きだし、人の喜ぶ顔を見るのも好きだ。ただ、不特定多数の人に囲まれるよりは、一緒にいて安心できる人とサシで会うほうがいい。そこまで信頼できる人はけっして多くはないけれど。

外向型を理想とする文化（SNSも含めて）では友達が多く、万人に好かれ、予定がぎっしり詰まっていることがリア充の条件であり、勝ち組の証しだ。ソバキュリアンとしてはそこにも疑問を感じなければいけない。

誰もが外向型になりたくて酒を飲んでいるのか。友達の数と友達の質は比例する？　最近ブームのソロ活は健康にいいと言われるが、ほかにもメリットがあるのではないか。

ケインは著書の中で文化史研究家のウォレン・サスマンの見地を紹介している。サスマンによれば、21世紀のアメリカは「人格の文化」から「性格の文化」にシフトしたらしい。

そして「人格の文化」においては、思慮深く、規律正しく、高潔な人物が理想とされ、他人にどう見られるかよりも、自分がどうふるまうかが大切だった。ところが「性格の文化」に切り替わったとたんに「アメリカ人は、他人が自分をどう見るかに注目するようになった……すべてのアメリカ人が自己を演技しなければならなくなった」。

アルコール依存症と引け目（自分は異常であるという思い込み）の関連性や、酒に酔うと人目が気にならなくなることを踏まえると、社会の風潮と飲酒文化には浅からぬ関係がありそうだ。外向型社会の同調圧力を感じれば、本番前の緊張をほぐすために1杯あおりたくなっても不思議はない。

とくにSNSの影響は大きい。インスタグラムやフェイスブックのようなSNSが外向型文化を加速させたことは間違いないだろう。ケインの著書が出版されたのちに到来したのが「自撮り元年」の2014年だ。この年を境にSNSは家族や友人と連絡を取るためのツールから自己演出と自己PRのツールに変わった。今ではインスタグラムに「ストーリーズ」、フェイスブックに「ライブ」というライブ配信機能が加わり、誰でも（外向型文化の同調圧力を痛感している人はとくに）日常という舞台の主役になれる。

人づきあいの苦手な内向型にとって、こうしたSNSは騒がしい飲み会やコンパに参加しなくても気の合う仲間を見つけ、交流する手段になる。しかし、注意しないと、ノンフィクション作家のブレネー・ブラウンが警告する「つながりの断絶」が起きかねない。不特定多数のユーザーから受け取った「いいね」や返信を真に受け、リアルな友達を捨てて仮想空間の仲間だけを大事するのは本末転倒だ。しかし、目的意識をもって利用すれば、オンライン上に有意義なコミュニティが生まれ、面倒な社交辞令や気付けの1杯なしでコミュニケーションできる。ソバキュリ派が増えている背景には、そういう事情もあるのではないか。

酒を人づきあいの潤滑油にしているのは内向型だけではない。目立つことや大人数で盛り上がることに生きがいを感じる外向型にとって、アルコールは燃料と同じだ。人に囲まれるのが大好きな人種が飲み会や宴会を卒業したいと思うだろうか。それだけに外向型のアル恋は深刻になる可能性が高い。内向型が緊張をほぐすために飲むのに対し、外向型は好物（人が集まる場）を楽しむために飲む。

外向型は誘いを断らないから、ソバキュリデビューの気まずさや飲まない自分に違和感を覚える機会が自然と多くなる。しらふでも心置きなく交流できる場を見つけるのに苦労するかもしれないが、そのぶんアルコールがいかに世の中で幅を利かせているか実感できるだろう。

それは心と精神と魂を成長させる絶好のチャンスだ！　しかし、最初のうちは大きな疑問が浮かんでは消え、目の前が暗くなるかもしれない――これからの人生、どれだけつまらなくなるんだろう？

飲まない人生に「退屈」の文字はない

その不安の裏には「酒好きが外で楽しんでいる間、飲まない人種はしみだらけのジャージで家にこもっている」という固定観念があり、飲まない人生は退屈以外の何ものでもないという先入観があるのだろう。あなたにとってパーティー＝楽しい遊びかもしれないが、みんながみんなそうではない。しかし、不安になるのはよく分かる。私も同じ気持ちになったし、アル恋にも駆られた。飲まない自分を想像すると、人生が単調になり、同じ毎日が延々と続くように思えて気が滅入った。ロンドン時代の同僚がいみじくも言ったように「金曜の夜に飲まなかったら、週末は始まらない」ではないか。

私の愛読書に『A Nice Girl Like Me: A Story of the Seventies（私みたいな優等生――70年代の話）』という自伝がある。著者のロージー・ボイコットは私と同郷のイギリス人ジャーナリストで、70年代のフェミニスト誌『スペアリブ（Spare Rib）』の共同創刊者でもある。自伝には依存症時代の体験が綴られ、リハビリ施設に入ったボイコットが医者とやりとりする場面が出てくる。「私から酒を取ったら何が残るというのだろう？　お酒は楽しい。いい思い出も悪い思い出もつくってくれた。これから刺激のない毎日が続くのかと思うとげんなりする」。まさにアル恋にかかったときの私の心境（そして自問）だ――天国のためなら地獄を見たって構わない。お立ち台の上で踊り明せるなら、二日酔いで頭が割れたって、のたうちまわるほど後悔したっていいじゃない！（事実とたとえが入り混じっている）。

ところが酒を断って数週間すると、想定外の変化が起きた。特に理由はないのに大笑いすることが増えたのだ。かわいい甥っ子のインスタ画像を見ると、心の底からごきげんになる。うお座から他愛ないメールが来ただけで、スキップしてしまう。そのときハタと気づいた。数週間前まで、不安や緊張や焦りを酒で紛らわしていたが、同時に喜びという感情までまひさせていたのだ。不安、緊張、焦燥感は前述のアニー・グレイスが指摘するとおり、アルコール依存症の症状でもある。

酒の正体は麻酔薬だ。前述のブレネー・ブラウンは著書『本当の勇気は「弱さ」を認めること』（門脇陽子訳／サンマーク出版、2013年）の中で「傷つく可能性に鈍感になっても……困ったことに愛、喜び、帰属意識、創造性、共感などの感覚まで鈍くなる。ちょうど、暗闇に鈍感になれば光にも鈍感になるように」と述べているが、これは座右の銘にすべきだろう。

さらに断酒を続けていくと、ただならぬ副作用が現われた。ポジティブな感情がよみがえり、しらふで〝ハイ〟になることが増えるにつれ、アルコールが恋しくなったのである。天然のハイが引き金になり、酔ったときのハイを思い出したのだろう。ユーフォリク・リコールだ。再びハタと気づいた。私は幸せな気分にもなじみがなかったのである。不安、緊張、焦りを感じたときと同じように、自分の感情に圧倒され、戸惑うばかり。当時の私は生きているだけで幸せを感じたり、将来に希望をもったりすることがなかった。それは私に限ったことではないだろう。人によって事情や理由は違うと思うが、はっきり言って、現代人のほとんどは生の感情に慣れていない。

酒を飲むのが習慣になっているなら、酒が原因かもしれない。酔ってごきげんになるのが常態化していると、酒の「ハイ」には慣れがある。ところが水曜日の朝に、何の前触れもなく喜びがわいてきたらどうなるか。天然の喜びは心と体が健全な証拠だし、しらふだから感じる現象だが、人は突然の感情に戸惑う。軽くパニックになるかもしれない。しかし、その感情が人生の断捨離を決意させることもある。天然のハイを邪魔するもの（嫌いな仕事、体に悪い生活習慣、支配的なパートナー等々）を一掃したくなるのだ。今の仕事が嫌でたまらないなら、週末の夜にあおる酒は日常からの「仮釈放」に過ぎず、翌週にはまた地獄の5日間が待っている。しかし、仮釈放がなかったら嫌な仕事にさっさと見切りをつけ、本当に好きなことを始められるだろう。

なじみのないポジティブな感情に圧倒されたときはどうすべきか。深呼吸だ。煩悩にまみれたままで座り、煩悩が過ぎ去るのを待って、深呼吸の効果にだけ意識を集中すればいい。

ロージー・ボイコットは著書の中で一滴も飲まない「平凡な日々」をこう述懐する。「もちろん、酒は刺激的だった。私を前後不覚にしてくれた。酔いつぶれて正気を失い、無敵の大トラに復活しては、また正気を失う。そんなことを繰り返していたら、すっかり忘れていたのだが、喜びとか悲しみとかの感情はそのままでも刺激的だった。十分すぎるほど刺激的である。だって本物だから」

アルコールが恋しくなったら、この言葉を煎じて飲むといい。飲まない人生は退屈?

その逆だ。

飲まずに人とつきあうためのポイント

会食を夜から昼に切り替える。

相手の話がよく聞こえるから、世間話がさらに盛り上がる。

一緒に楽しめるアクティビティをプラスしてみる。

おすすめはヨガ、ボーリング、観劇、おしゃべり、手芸。そう、手芸である。ソバキュリ仲間に聞いたのだが、手を動かすとアルコールに反応する脳の部位が喜ぶとか。

アルコール分ゼロのドリンクを遠慮なく注文する。

アルコールフリーのビールやカクテル、ビターズ入りのトニックはジンジャーエールよりもずっと楽しい(273ページの「飲まないときは何を飲む？」を参照)。注——断酒派のなかにはノンアルコールに眉をひそめる人が少なからずいて、アルコール分0.5パーセントでも再飲酒と見なす。コンブチャ、バンザイ！　それでもソバキュリ初心者にとってノンアルに切り替えるだけでも大きな前進だ。

デザートを注文して、じっくり味わう。

私はソバキュリを始めるまでアルコールへの依存が糖分への依存でもあったことに気づかなかった。
今は甘い物まで無理して断つ必要はない(詳しくは第5章を参照)。

自分の意思で断酒できることに感謝し、他人を批判する権利はないことを肝に銘じる。

飲んべえに説教したくなったら、相手の行動を観察し、
なぜ腹が立つのか自問自答する。

ソバキュリデビューを灰色の脳細胞が活性化する（＝頭が良くなる）チャンスと考える。

前述のマーク・ルイスの研究では“らしくないこと”に挑戦すると、
新しい神経回路が形成される。

二日酔いのない朝を満喫する。

爽快な気分や肌ツヤの良さなどを確認し、
脳に快感として叩き込む。私は夜中にトレイに起きるたび、
頭のズキズキやふらふらがないことに感謝している。

くれぐれも無理をしない。

ＡＡでは一歩ずつ前進することをモットーにしているが、
アル恋を乗り越えるときも同じだ。
会食、パーティー、デートで徐々に成功体験を積み重ねていこう。

第3章

酒とセックスと男と女

酒を飲むことが習慣になっている。飲み会が好き。会食、パーティー、身内の集まりは決まって酒盛りになる。そんな人にとって、アルコールは大切な人や親しい仲間とつきあううえで欠かせないアイテムになっているはずだ。

酒は人の仲を取り持つ。マンネリ気味の夫婦にはスパイスに、そりの合わない親戚同士には美味な潤滑油に、恋人募集中の人にはセックスアピールに磨きをかける研磨剤になる。

ワイングラスがデート相手の代わりになることもある。たとえば、ひとりぼっちで外食するときだ。本を片手に食事をすると、モテないと思われそうで怖い。あとは週末の夜に家のソファで寝転んでいるとき、マッチングアプリをスワイプするのに飽きて(心の底から)人肌恋しくなるときも。

アル恋を克服するときに立ちはだかる壁のひとつが、しらふで人とつきあう不安だ。とくに親しい関係はどうなってしまうのか心配になる。夫(妻)や恋人との間柄はもちろんのこと、新しい出会いを想像すると恐ろしくなる——何を話題にすればいいんだろう? 酔わずにセックスできる? 口説ける? 相手を好きでいられる?

作家のアーネスト・ヘミングウェイは「飲めば、他人がおもしろく見える」という名言を残したが、そこに付け加えるなら、(飲めば)他人が魅力的に見える、恋愛対象に見える、やさしい人に見える、良き理解者に見える。第2章で説明したとおり、飲まない生き方を始めると心を許す相手が変わることがある。体を許す相手も同様だ。しかし、季節が変わるように自然に変わるとは限らない。同じ自然でも自然分娩に近い。生みの苦しみがあり、陣痛を伴うことが多いからだ。

たとえば、いつも一緒に飲む相手が近親者という場合。何でも話せる友達や恋人だったら、どうだろう？　ともに暮らし、ともに子供を作り、ともに老後の心配をする配偶者だったら？　酒と別れたら、その人（たち）とも別れることになるのか。

いや、それは最悪のシナリオだ。昼間からミモザで乾杯するだけが友情や愛情の証しではない。本物の愛、絆、縁、相性はブランチに何を飲もうと変わらないはず。ただ、その友情や愛情をアルコールが取り持ってきたことも事実だから、最初のうちは多少の調整が必要だろう。正直、かなりの調整になるかもしれない。数日か、数週間か、数か月かは分からないけれど、調整期間中は各方面の理解と協力をとりつけたい。できれば同志がいると心強い。

この機会に、私たちがどれだけアルコールに執着しているか考えてみよう。酒をやめると友達を失うと思う人は少なからずいるが、その短絡的な発想はどこから来るのだろう？　酒を取るか友情を取るかの二択に思えるのは、ひょっとして友達よりも酒と親しくしてきたからではないか。

そう考えると、酔いも一気にさめる。私は今もこの疑問が頭から離れない。

前にも触れたが、私はアルコールと深い仲になった時期に、心を酔わせてくれる人に出会った。それが今の夫のうお座だ。つきあい始めたころは、もっぱらパブやクラブでデートした。テキーラ・サンライズに始まり、話題のレストランでディナーを堪能し、アイリッシュコーヒーで締めるのがお決まりのデートコースだった。

当時、ロンドンでは新しいナイトスポットが続々と誕生していた。会員制クラブで毎晩のように泥酔するケイト・モスは私の憧れの遊び人だった。しかも、うお座はパーティーのプロモーター。そんな彼氏に「じつは私オタクなの」と告白できるだろうか。本当は早くベッドに入って、本を読みたい。だけど、言い出せなかった。私はずっと前から、映画や雑誌で見かける女性の姿に自分を重ね合わせるのが好きだった。変身願望が満たされて、最高にスリリングだ。学園ドラマシリーズの『スイート・ヴァレー・ハイ』で言うなら、優等生のエリザベスではなく、悪い子のジェシカになりたかった。そして、酒の力を借りるとホットな恋愛対象になれる気がした。

うお座と結婚して7年目、ジンクスどおり夫婦関係がほころび始めた。それは私がソバキュリに目覚め、結婚生活や飲酒の習慣を見直し、最初の疑問を感じる何年も前だ。

仕事帰りの金曜の夜、いつものように地元のパブで飲んでいた。目の前に置いたカベルネ・ソーヴィニヨンのグラスに自分の顔が映り、涙が頬をつたうのが見えた。もう限界だ。セクシーな悪魔の仮面を脱いだら、さえない素顔がむき出しになるように、結婚生活のメッキがはがれてしまったのである。私は幻滅していた。いつの間にか「私たち、これで終わりかしら?」とワイングラスに話しかけていた。

くっさいメロドラマだ! ひとつ言い訳すると、当時の私は自分の気持ちを持て余し、ややこしい感情と向き合うことを避けていた。今は結婚生活も20年目に突入し、夫婦関係には山や谷があり、続けていくには努力とケアが欠かせないことを知っている。もちろん、飲まないおかげで精神的に安定していることも大きい。

そのとき、うお座はどうしたか。売られたけんかを買うようなまねはしなかった。私のメロドラマに反応せず（ここが重要なポイント）、最後まで落ち着いて話を聞いてくれた。夫婦で夜の街をデートするときも、飲まない私につきあってくれた（最初は手持ちぶさたで気まずかった。お互いに10代のころから一滴も飲まずに夜遊びしたことはなかったから）。自分がビールを飲んでる横で私がソフトドリンクを注文しても不機嫌になったり、萎縮したりしない。

よくできた夫だと思う。私も彼の飲み方を批判したり、離婚をちらつかせたり、プレッシャーをかけたりしなかった。おかげで最近ではうお座もソバキュリアンだ。

少し気が早い？

平和な家庭を築く前に、まずはデートの問題を片づけなくてはいけない。

「デートでも飲んだらダメですか？」

Club SÖDA NYCのイベントで真っ先に聞かれるのが「飲まずに人とつきあうコツ」だが、そのあとたたみかけるように出てくるのが右の質問だ。場所柄もあるのだろう。ニューヨークは世界に冠たるデート激戦区である。ただでさえ赤の他人としらふで（裸の心で）会うのは、スピーチする前と同じくらいに緊張する。その相手が苦手なタイプであれ、今夜のターゲットであれ、将来の夫／妻であれ、気持ちは同じだ。

そこで、Club SÖDAの若いスタッフにしらふでデートした感想を聞いて回った（この取材はどうしても必要だった。私自身は1998年を最後にデートらしきデートはしていないし、最近は出会い事情も一変したので）。すると、こんな答えが返ってきた。

「最初のデートで下戸扱いされるのが嫌なんだよね」

「〝飲まない〟と言うと、たいていの女の子はいぶかしそうな表情になって、こちらの腹

を探ろうとする。10人中9人が『なんで、なんで？』と突っ込んでくるよ」

「いろいろ気になっちゃうし、悩んじゃう。『この人、私をどう思っているんだろう？』とか『どんなコロンをつけてるんだろう？』とか――ワインの1杯もあおれば、気にならなくなるんだけど」

一方で、こんな感想もあった。

「カレは私の飲まない意思を好意的に受け止めてくれたし、尊重してくれたわ。自分に合わないことをやめて、習慣を変えるのは勇気がいるもの」

Tinder（ティンダー）やBumble（バンブル）といったデートアプリ、マッチングアプリは（酒の席での）気軽な出会いを求める声に応えて誕生したが、人間の願望や不安はいつの時代も変わらない。お見合いの席でも、セフレの前でも、知性と自信をアピールしたいのは人情だ。酒を飲まないだけで痛くもない腹を探られたり、つきあいが悪いと思われたりしたら困る。

このテーマで「セックスと嘘とアルコール」というイベントを企画したところ、空前の数の参加者が詰めかけた。しかも開催したのは8月中旬。ニューヨーカーならリゾート地のハンプトンズで優雅にワインを楽しんいるはずだ。でも、現実は違った。今日もニューヨーカーはスマホ片手に街中をさまよい、せわしなく画面をスワイプしている（そして、マッチングアプリがなかった時代の苦労に思いをはせている）。

今どきのデート事情について、SÖDAの共同発起人で瞑想インストラクターのピエ・シムキンは「真剣な出会いを求めるなら、企業面接のつもりでのぞまなくちゃ。面接前に酔っ払う人はいないでしょう?」。たしかにへべれけでは印象が悪いし、待遇の交渉もしないまま面接会場を出ることになる。まして、相手を見定める余裕はないだろう。

私の友人は、知り合いの紹介で、ある男性とデートした。彼女はソバキュリ初心者だったが、デート中に飲まなくて正解だったという。「あいつは私をこけにしてマウントを取ろうとしたの。もし酔っていたら、お持ち帰りされたあげくに捨てられて何週間も後悔したでしょうね。想像しただけでもゾッとするわ」。結局、彼女は早々に退散し、時間と労力と女心を無駄にせずにすんだ。

イベントでは「うそ」をテーマにディスカッションを行い、アルコールはコンプレックス（人に見せたくない部分）をごまかすのに都合がいいなど活発な議論が交わされた。また、酒にまつわる通説についても話が及んだ。よくある誤解として挙がったのは――グラ人をあおる男はクールなワルに見える（本当は同調圧力に屈しただけ）。酔うと女はかわいく見える（酔った自分の写真をよく見てほしい。目が血走り、服にケチャップのしみがついているはず）。アルコールが入るとリラックスできる（実際はストレスを一時停止しただけ）。酒の席では会話が弾む（自慢話とホラ話の繰り返しになることはご承知のとおり）。

酔うと本音が出るというのも大きな誤解。じつは右側側頭頭頂接合部（人にどう思われているか推測する部位の正式名称）が抑圧され、調子に乗ってしまうだけである。

だったら、酒で判断が鈍るという説は？　私はニューヨークで運転免許の筆記試験を受けたのだが、そのとき設問の半分以上は酒気帯び運転に関することだった。酒を飲んで車（車以外の大型マシンも同じ。たとえば〝人体〟とか）を運転すると、自分や他人に危害を与えかねないことは自明の理だ。それは酒気帯びデートにもあてはまる。〝衝突事故〟は避けなければならない！

今までの話は知識としては役に立っても、実践向きとは限らない。いいところを見せたい相手の前で身も心もしらふでいるのは気恥ずかしいからだ。そこでアレクサンドラ・ロクソにアドバイスを求めた。ロクソはデジタル時代の愛と絆を語るオピニオンリーダーである。「どこまで信頼していいか分からない相手に心を開くのは怖いけれど、アルコールはドーパミンの分泌を促して、解放的な気分にしてくれる。心を閉ざしたままでは打ち解けることもできないわ」とロクソは指摘する。

そして、液体の力を借りずに打ち解ける簡単な方法を教えてくれた。「腹式呼吸で大きくゆっくり息をするの。相手の呼吸のリズムにさりげなく合わせるのがコツ。あとは、アイコンタクトをまめに取るように心がけて。声を出して笑ったり、冗談を言ったりするのも効果的。それから相手の人柄が分かるような質問をするといいわ。立ち入ったことを聞く必要はないの。たとえば『最近よく聴く音楽は？』とか、『どうしてその曲が好きなの？』とかね」

もうひとつ有効な手段は「冒険を共有すること。未体験のことに一緒に挑戦するの。そうすると脳内ホルモンのバランスに変化が起きて、心の距離がグッと縮まるわ」。バンジージャンプのような大がかりな冒険もいいが、もっと手軽に……一緒にアルコールを控えるというのもありだ。

大半の人にとって、飲まないデートは未体験のはず。だったら、バーや居酒屋ではなく美術館で待ち合わせたり、ふたりで外を歩いたり、人気のアイスクリームショップをのぞいたりすることは、慣れないことをするという意味で立派な〝冒険〟だ。

昔はこういうアクティビティを「交際」と表現したのだろう。早い進展は望めないかもしれないが、「時間をかけて相手を知ることが本当に親密な関係を育む」（ロクソ）ことを忘れてはいけない。

親密な関係といえば――。

セックスはしらふに限る！

淑女みたいに飲みたいわ
目安はせいぜい〝2～3杯〟
2杯目を飲んだら床の上
3杯目を飲んだら誰かの腕の中

――ドロシー・パーカーの語録より

一夜限りの遊び相手を求める人もいれば、婚期と出産適齢期をにらみつつ、ネットフリックスを一緒に観てくれる相手を探す人もいる。いずれにせよデートにセックスはつきものだ。どんな出会いを望むかにもよるが、アプリ主導のマッチング文化は現代人の孤独や欲望を象徴しているのかもしれない。

確かなことは「酔いが回ると頭がボーっとして、気がゆるむでしょう。だからアルコールのおかげで自分がセクシーになったように感じるの」とアレクサンドラ・ロクソは続ける。「だけど、それは錯覚。自分がセクシーになったように思うのは理性と思考力が働かなくなるから。お酒を飲むと、むしろ感覚が鈍くなり、相手に共感することも難しくなってしまうわ」。ソバキュリ仲間のケイトも「酔いに任せてセックスする人は多いけど……あいにく、そういうときのセックスって最低」と証言する。

身に覚えのある女性のみなさん、手を挙げて！　あとは〝中折れ〟経験のある男性も！　飲酒は下半身に麻酔をかけるようなもの。その証拠に、米・国立生物工学情報センターの

2007年の研究によると、※1性機能障害の主な誘因は飲酒だ。セックスするなら泥酔状態がいいか、しらふがいいかと聞かれれば、誰もが正解を知っている。第一、酒気帯びセックスは安全ではない。ジョンズ・ホプキンス大学の調べによると、※2深酒する（一度にグラス5杯以上を飲む）女性は、まったく飲まない女性に比べて淋病にかかるリスクが5倍になるという。

ちなみに、私とうお座が酒を交えて3Pしたことはほとんどない。20年の夫婦生活で、酔ってベッドになだれ込んだのは数えるほどだし、そのほとんどがつきあい初めて3年以内に起きた。それ以降は心の触れ合いが肌の触れ合いを育んでいったように思う。アルコールはどちらの触れ合いも邪魔する。

とはいえ、知り合ったばかりの相手や、酒気帯びセックスが当たり前のパートナーとしらふのままでエッチするのは（心、気、魂にとっては成長のチャンスだが）とてつもない勇気がいる。性格のコンプレックスは交際中に小出しにできるとしても、体のコンプレックス（オーガズムや勃起などの問題を含めて）はそうはいかない。

しかし、ソバキュリの範囲を性生活にも広げると、愛の営みは格段に良くなる。ただし、最初は回数が減るかもしれない。

それでも「量より質」が大切だ。

19歳のとき、姉のように慕っていた女性に「長年の彼氏とはよくエッチするの？」と尋ねたことがある。

それに対して彼女は「月に1回くらい」と答え、「でも、抱かれるたびにエクスタシーを感じるわ」と付け加えた。それにひきかえ私の恋人（そう、やぎ座だ）は週に3回は求めてきたが、私はイッた試しがなかった。当時は若気の至りでメディアが発するメッセージを真に受けていた。CM、映画、女性誌、アダルトビデオは私のような女こそ充実したセックスライフを送っていると太鼓判を押していた。現実を直視するのもソバキュリの一環だから、「セックスは質より量」というシナリオも訂正しなくてはいけない。

しかし、酒という隠れみのがなかったら、完ぺきとは言えない裸体が完ぺきにあらわになり、恥ずかしいセルライトまで白日の下にさらすことになる。そんなときは「緊張や不安を言葉に出して、パートナーに伝えてみて」とロクソは助言する。「一度口に出してしまえば、どうってことないと分かるわ」。しかし、これはさすがに気が引ける。長年連れ添ったパートナーに今さら本音を明かすのは度胸が必要だ。とくに酔いにまかせてセックスするのが習慣になっている場合、唐突に不安を告白するのはセクシーな悪魔の仮面を脱ぎ、さえないすっぴんをさらすようなもの。しかし、それはふたりの関係を再確認するチャンスでもある。円満な夫婦関係を続けるためにもこの作業は欠かせないし、胸の内を明かすことで夫婦の絆はさらに強くなる。一方、新しい恋人が相手なら、どういうリアクションが返ってくるか注目したい。心と体を許せる相手かどうか見極める手がかりになる。

酒と一緒に恥じらいや遠慮を飲み干すと「せいせいする」と人は言う。そのふたつは本来は人間の本能だが、最近では嫌悪の対象になったと作家のスーザン・ケインは指摘する。今どきのアダルトサイトやマッチングアプリではフリーセックスに抵抗がないこともイケてる男／女の条件のようだが、恥じらいと遠慮は人間の美徳ではなかったか。それがテクノロジーの進化とともに社会から締め出されようとしている。ポルノ産業やマッチング文化は「フェロモンをふりまく肉食系になってこそ一人前」と言わんばかりだ。

ジェンダーや価値観の多様性を考えれば、セックスに対するスタンスも千差万別であり、人一倍性欲が強く、セックスに貪欲な人がいれば、体のつながり以前に心のつながりを求める人もいる。しかし、ふたりのうち一方が、あるいは両方が泥酔状態だと事情が違ってくる。

ここで、テキーラに漬かった芋虫のごとく、別の問題がわいてくる。

アルコールと出会い系

前述のドロシー・パーカーが言ったとされるフレーズ（諸説はあるが、初出はバージニア大学の学内誌らしい）も1959年当時なら、きわどいしゃれですんだかもしれない。

しかし、セクハラ被害を告発する#MeToo運動が起きてから、セックスとうそとアルコールを議論するときは「レイプ文化」とアルコールの関係に触れないわけにはいかなくなった。レイプ文化という表現を使い始めたのは1970年代のフェミニストだ。彼女たちは伝統的な男女の役割が女性に対する蔑視や差別を含んでいて、性暴力の容認と矮小化につながると訴えた。つまり男はセックスを主導し、女はそれに追従するべきという観念である。そこから生まれたのが性暴力を振るう男を「オスだから仕方がない」で片づける傾向であり、「妻は夫に求められたら黙って応じなさい」とする教えであり、性暴力の被害者を「自業自得」と非難する風潮だ。

そこに酒がどう絡んでくるのか。私に言わせれば、酒はレイプ文化を助長するどころか先導している。酔えば正常な判断力を失い、無謀になり、格好をつけたくなり、性的意識が高まる。ポルノとアプリが奨励するマッチング文化は男らしさや女らしさを演じるように促すが、そこにアルコールが加わると、自他に危害を与えるリスクは増幅するのだ。そして、モテる男や女になるには、時代が理想とする男性像、女性像を演じなければいけないという思い込みが働く。

オオカミ少年になるつもりはない。アルコールがなくなれば性犯罪もなくなるとか、性犯罪の被害者にひとつの落ち度もないとか、そんな極論を言うつもりもない。レイプ事件は人間が起こすものだが、アルコールはもっとも悪用される「レイプドラッグ」だ。アメリカ司法省の司法研究所が2007年に調査した結果、※3抵抗できない状態で性的暴行を受けた被害者のうち89パーセントが酒を飲んだか飲まされたと供述している。

今の話と矛盾するようだが、第3次フェミニズムもレイプ文化に一役買っているように思えてならない。その時代、女たちは「淑女のように」ではなく「野郎のように」飲むことを覚えた(奨励された)。

英国では1990年代後半から2000年代前半にかけて「ラデット」がもてはやされた。ラデットとは70年代と80年代の男女平等主義に感化された若い女性たちを指す。カルチャー誌『Vice』の2017年の記事を読むと、ラデットは※4「大声でしゃべり、豪快に笑い、シャツをはだけ、男顔負けの飲みっぷりを見せる……(ラデット文化は)窮屈で

第3章

古くさい男女像（夫は外で飲んだくれ、妻は夫の帰りをじっと待つ）を覆した」とある。

そのころ海を隔てたアメリカではトレンディドラマの『セックス・アンド・ザ・シティ（SATC）』が大ブームになり、カクテルを愛してやまない奔放な女性たちがブラウン管に登場した。私も男性と肩を並べて仕事をし、アフター5は友達を誘ってソーホーに繰り出した。注文するのは〝マッチョな〟ビールではなく、『SATC』のサマンサやキャリーと同じ、ピンクのコスモポリタンとシーブリーズ（どちらのカクテルもクランベリージュースを使っているので尿路結石の予防効果もある）だった。アルコールはいい女（フリーセックス派）を気取るのに欠かせない小道具だった。

当時の私はロンドンの流行を発信するタウン誌（経営者がギャングでコカインが給料代わりだった）の編集部にいたのだが、同僚のなかに大手酒造会社のコンサルタントを副業にしている女性がいた。アルコール業界は女性向けの商品開発に乗り出していた。女性のアルコール消費量は男性に比べてまだまだ少なかったからだ。そこで、大手メーカーは私の同僚をアドバイザーに迎え、女性をターゲットにしたマーケティング戦略を練ったのである。

女性対象の宣伝戦略について、ノンフィクション作家のアニー・グレイスは内幕を暴露している。グレイスはかつて国際的な大企業でマーケティング部長を務めていた。「マーケターは女心の弱みにつけ込み、需要を掘り起こす……この酒を飲めば、充実感、達成感、満足感が得られ、なりたい自分になれると宣伝するのだ」

第3次フェミニズムは男並みに働き、稼ぐだけでなく、男並みに飲んで遊ぶこともスローガンに掲げた。平たく言うと「浴びるほど酒をあおり、堂々とヤリまくり、心のしがらみを捨てよ」ということだ。アルコール業界はこのスローガンに便乗し、宣伝に利用した――男女平等の時代に差別を受けたら？　女性の権利が侵害されそうになったら？　そんなときはピンクの甘いカクテルがあなたを癒やします（ダイエット中の人には炭水化物フリー&低カロリーのダイエットウオッカがおすすめ！）とうたったのである。

やや極論を展開していることは承知している。むろん、飲酒が性犯罪につながるとは限らないし、女性が性の対象から、性のひとつと見なされるようになったことも喜ばしい限りだ。アルコールの力を借りて禁断の世界をのぞいてもバチは当たらないだろう。

ＬＧＢＴＱの社会進出を支援しているアーロン・ローズ（ソバキュリアン）は自分のジェンダーを確かめるために、同性愛者専用のマッチング・スポットに出入りしたことがある。「そこに集まる人たちは酒やドラッグを使って自分を解放し、社会でタブー視されている愛欲の世界に身を投じていたよ」とローズは振り返る。しかし、「泥酔すると合意もなしに誰かと寝てしまうことがあるから、非常に危険なんだ。僕にも覚えがあるけれど、酔ってセックスすると気はそぞろになるし、心身のつながりを実感することができない。しらふのときとは大違いだね」。

これも酒のなせる業だ。

飲めば（「はみ出し者」としての）孤立感を忘れられる。理想的なキャラクターを演じられる。堂々と振る舞える。自分の弱さやコンプレックスを隠せる。しかし、ジェンダーの平等や真の絆が求められる時代に、人間関係の潤滑油であるはずのアルコールは時代に逆行し、男性優位の悪しき慣習を助長しているようだ。

2017年のネットフリックス作品に、春休み中の大学生たちに迫った『フリーセックス—真の自由とは?—』というドキュメンタリー映画がある。作中の大学生にとってアルコールはいつでも手に入る媚薬だ。ある男子学生は「セックスは愛の営みとは違う。愛なんて存在しないからね。気持ちの問題じゃないんだ。好きも嫌いもないっていうのがセックスに対する正しいスタンスじゃないかな」と言う。さらにゾッとするのが「だって、いつハメられちゃうか分からないもの」という女子学生のセックス観だ。別の学生は「女なんて尻軽ばっかりだよ。(危険ドラッグの)パーコセットとビールを飲ませりゃイチコロさ」と言い放つ。

この最後のコメントに、酒とフリーセックスの問題が集約されている気がする。私は個人の権利にケチをつけるつもりはない。解放感、くつろぎ、悦楽は生理的な欲求だし、それを満たそうとするのも当然の心理だ。ただ、私たちを取り巻く現状を思うと悲しい気持ちになる。自分や他人を危険にさらしてまで欲求を満たそうとするのは、それだけ解放感や快楽に飢えているからだろう。

〝パーコセット〟発言を聞いて、知り合いの女性を思い出した。彼女が断酒を決意したのは、ドラッグの売人に酔って電話するのが習慣になってしまったからだ。そして売人からドラッグをもらうたびに体を許した。最初はスリルがあったが、そのうち疑問を感じるようになった——「自分の人生を仕切っているのは誰なんだろう？　これを性の解放と呼べるのか」。

ソバキュリアンは自分に恋する

自分にうそをつかず、人が書いた台本に従わず、真の自分を貫きます。

——『フリーセックス　—真の自由とは？—』のウェブサイトより

このドキュメンタリーを制作したスタッフは公式サイト（http://magiclanternpictures.

org/liberated/）を通じて#LIVELIBERATED（自由に生きる）と題したマニフェストを掲げている。作中の大学生たちがとらわれていたような男性観／女性観から自由になるための宣言集だ。旧態依然としたジェンダー観は今もあちこちに見られる。ポルノ文化、マッチング文化は言うに及ばず、リアルなデートシーンにおいても伝統的な男女の役割は歴然と残っているのだ。

恋愛であれ、プラトニックな仲であれ、親密な関係を築くのは難しい。できれば、ありのままの自分を表現できる関係でありたい。先に挙げた「自分にうそをつかず～」の宣言は私のお気に入りで、ソバキュリの精神につながる。「（アルコールが）古い価値観を復活させているのは確かだね。それはアルコールに限ったことじゃない。『本来の自分』を見失うきっかけになるものは、みんなそうだ」と前述のアーロン・ローズは指摘する。

私が酒の力を借りて演じていたのは外向型のパーティーガールだ。それが恋人の好みだと思ったし、社会的に受けのいいキャラクターだと思っていた。あなたはどんな台本を書き、アルコールが出てくる場面でどういうキャラを演じてきたのだろう。素の自分をさらけ出すにはどれだけ努力が必要で、素の自分を好きになってもらいたい相手は誰なのか。

アルコールは人を横着にする。酔えば、演じ慣れた役にすんなり入れるし、自分は何者で、男／女としてどうあるべきかなどと面倒なことを考えずにすむ。初対面の相手とも簡単に打ち解けられる。長年の夫婦関係にヒビが入ったときは瞬間接着剤の代わりになる（本当はセメントで修復しなければいけないが）。

この件についてデイビッド・ワグナーに話を聞いた。ワグナーは断酒や能力開発の専門家で、とくに男性クライアントに対して自分の感情に深く触れるよう指導している。「薬物には――とくに社会的に容認されている酒や大麻は〝相性の悪さ〟をカバーする効果があるんだ。ビールの2～3杯も飲めば相手の欠点は気にならなくなるし、酔うと立ち入った話もできるからね」とワグナーは分析する。「ところが、しらふで向き合うと、酒という仲立ちがないだけに互いの欠点があらわになる。ごまかしようがないんだ。酔いがさめたら気持ちも冷めた、話が合わなくなった、相手に我慢ならなくなったという人は結構いるね」

いい知らせもある。「意識的にしらふで会うようにすれば、異次元のレベルで親密度が増すんじゃないかな。互いに胸襟を開けるからね。本音や率直な意見をやりとりできるから会話も弾むよ」

朗報である！　しらふの恋路に暗雲が垂れこめてきた矢先に希望の光が見えた。とはいえ、かなりの苦労を覚悟しなくてはいけない。とくに、いちばん大切な人（自分自身！）とのつきあいを見直すのは大変である。

でも、どこから始めればいいのか。「とにかく無理をしないこと」と前述のアーロン・ローズはアドバイスする。「体が慣れるまでに時間がかかるんだ。僕にとって断酒は試練にもチャンスにもなった。手軽に憂さを晴らすことはもうできないけれど、安心や満足を運んでくるものは自分の内側に存在していたことに気づいたよ」。自分が自分らしくあるためには何が、そして誰が必要なのか見定めなくてはいけない。そもそも最高の（セックス）パートナーとはあなたの意思を尊重し、応援してくれる相手だ。そんな相手なら、しらふのあなたをも愛してくれるに違いない。

酒を断つと、デート事情はどう変わるのか。私はヒントとアドバイスを求めて、再びClub SÖDAの若手（恋人の有無を問わず）に取材を試みた。すると――。

「お酒をやめてから、出会いを求めて出かけることは少なくなったわ。自分のために時間を使いたいから」

「ハイキングが好きなら、同好のサークルやオフ会に入ってみるといいよ。趣味の合う人にたくさん出会える。ただし、入会の目的はあくまでもハイキング」

「集会に参加するのがお薦め。デモ行進に加わると、とてつもない一体感が味わえるからね。いい出会いが生まれそうな気がするんだ」

「日ごろからソバキュリアンとつきあうようにしているわ。めぼしい相手がいたら、デートの前後も人柄をチェックすることが大切。自分のカンとハイヤーパワーを信じて！」

彼らの話に共通するのは、自分の好きなことに時間とエネルギーを傾ければ、出会いのチャンスが広がり、飲まない自分を大切にするすべが分かるということ。好きなことに打ち込むと、価値観の合う人が自然と寄ってくる。

ちなみに、しらふでデートした感想を聞いたスタッフのなかに、そのときのデート相手と今も続いている人がいる。初対面の男性に飲まない意思を尊重してもらったという、あの彼女だ。「いい人にめぐり合えたと思っているわ」と彼女は言う。「お酒を飲んでいなかったから自分の心の声がよく聞こえたし、その声に従った結果が今の彼。今度の恋はいつになく深いし、真剣だし、純粋なの」

深い、真剣、純粋――あらゆる人間関係の理想ではないか。心と体をさらけ出すことは怖いし、関係が熟すまでに時間がかかるかもしれない。それでも「自分に正直でいようと決心したんだから、それだけで大きな快挙だよ」と前述のアーロン・ローズは語る。「そんな自分を褒めてやれば、結果は必ずついてくるんじゃないかな」

会話が弾む、心の距離が縮まる飲まないデート向けの質問リスト

しらふでデートするときに、覚えておきたい質問をリストアップ。エッチのあとやソファでイチャつくときも会話のきっかけになるはず(避けたほうがいい質問?　相手のＳＮＳのプロフィール!)

最近、大笑いしたことは?

どんなことで有名になりたい?　その理由は?

この1週間で初めて知ったおもしろいことは?

いちばん緊張する電話の相手は?

最高にラッキーだった出来事は?

今でもはっきり覚えている思い出は?

いちばん感謝している相手は?

今でも守っている親の教えは?

自分のチャームポイントだと思うところは?

将来についてひとつだけ分かるとしたら、何を知りたい?

第
3
章

133　酒とセックスと男と女

第4章 スピリットをもってスピリッツを制す

スピリチュアルな旅を経験しなかったら、飲まない生き方を実現できただろうか。

二日酔いがいよいよひどくなったのは2010年だ。この年、イビサ島のヨガ合宿に参加し、久しぶりに飲まない週末を過ごしたら、月曜の朝は奇跡のように爽快だった。すでに注意信号は点滅していたのである。

不安が常態化したのは仕事のストレスが原因だと思っていた。ストレスのせいで涙腺が緩み、頭の中が混乱し、眠れなくなったのだと。一日中、「絶望」という泥沼の中を歩き、ときどき「恐怖」という雷に打たれる。今にして思えば、あのころから飲む量が増え、以前と同じ飲み方ではいい気分になれなかった。その結果〝飲フルエンザ〟をこじらせ、ワインフルエンザやビールエンザを併発してしまったのだろう。

あの奇跡の月曜日は足取りも軽く出勤することができた。久しぶりに不安から解放され、自信にあふれ、生きた心地がした。それは週末のヨガ合宿で一滴も飲まなかったからにほかならない。慢性の不安と飲酒の習慣に因果関係があることはもはや否定できなかった。ということは不安を解消し、自信と生きた心地を取り戻すには酒をやめなければいけない。

さて、困った。

歯をくいしばって平日を乗り切ることができたのは、週末に飲む楽しみが待っていたからだ。今、改めて思う。スピリチュアルな旅を経験しなかったら、飲まない生き方を実現できたのかと。旅に出るチャンスをつかまえたからこそ、ウオッカ・マティーニの応急処置ではなく、本格的な治療にのぞむことができた。治療の第一歩は自分の生き方を真剣に見直すこと、そして心の不調が教えてくれた古傷を確認し、いまだに痛む原因を探ること。自己探求の旅を経験しなかったら、うさぎの穴に落ちては二日酔いに苦しむという悪循環を一生繰り返していたと思う。

AAでは「ドライドランク」の問題が議論になる。ドライドランクとは酒を断つけれども、依存の原因になった行動や習慣や意識を改めようとしないことだ。前述のロージー・ボイコットは著書の中でドライドランクの悲劇をこうつづる。「心が変わる気配はまったくない。相変わらず自分を偽るし、イライラする。緊張感や心の葛藤も続く。人は、酒さえやめれば人生はうまくいくと信じて酒をやめ、あとは状況が好転するのをじっと待っている。最高の楽しみを犠牲にしたのだから、見返りがあって当然という態度だ」

ボイコットが言いたいのは、心を入れ替えなければ（スピリチュアルな自己検証をしなければ）、最高の楽しみを完全に断ち切り、思いがけない断酒の効果を実感し、アル恋を卒業することはできないということだろう。

断酒の目的が何であれ、自己検証の必要性は変わらない。俳優のラッセル・ブランドは著書『Recovery: Freedom from Our Addictions（回復　依存症からの解放）』（2017年）の中で「（依存の）問題は心の問題であり、信仰を失った現代人の魂の叫びだ。心の内を検証しないことには何も始まらない」と書いている。そのとおりだ。日常生活や人づきあいから（決してたやすいことではないが）酒を抜くことができたら、次は自分の内面を探訪し、酒を頼りにしていた自分と向き合わなければいけない。

断っておくと、私が言う「スピリチュアル」に宗教的な意味合いはない。AAが提唱する12のステップの2番目には「自分を超えた大きな力が、私たちを健康な心に戻してくれると信じるようになった」とある。しかし、私が考える〝自分を超えた大きな力＝ハイヤーパワー〟は自分自身の魂だ。万物の創造主とリンクしているハイヤーパワーは私たち一人ひとりを「酒を必要としない境地」に導いてくれる。ハイヤーパワーを「自分の本質」もしくは「生命力」と言い換えてもいい。

じつを言うと、AAに違和感を覚えたのは宗教的なニュアンスだった。12のステップのうち3番目、5番目、6番目、7番目、11番目には神が出てくる。12番目に至っては「これらのステップを経た結果、私たちは霊的に目覚め、このメッセージをアルコホーリクに伝え、そして私たちのすべてのことにこの原理を実行しようと努力した」となっていて、これは第2章で触れた「説教モード」にあたる。

確かに酒を断って意識が鮮明になると霊的に目覚めた気分になり、生命力を送り込んでくれる神秘の力と交信しやすくなるかもしれない。しかし、私の場合は順番が逆だった。ご存じの方もいるかもしれないが、私は天界の神秘とライフスタイルをテーマにした「ヌーミナス」というウェブサイトを立ち上げ、ニュー・エイジの現代版「ナウ・エイジ」（私が命名）に役立つ情報やツールを発信している。具体的には、占星術、ヨガ、瞑想、タロットといったツールだが、どれも私がハマっているもので、前著でもこうしたツールの活用法を紹介した。こんな話をすると怪しいやつに思われそうだ。どう思われようと構わないけれど、あなたを洗脳するつもりはこれっぽっちもないことだけは分かってほしい。

ただ、これらのツールを使うことは精神修業だと思っている。私はそのおかげで自分の魂と交信しやすくなった。精魂との交信を促す行いはすべて精神修業だ。「テキーラを飲むほうが魂と触れ合える」と言う人がいるかもしれないが……この話をすると長くなるので、詳しいことはあとに譲ろう。

いずれにせよ、有力紙の記者の肩書を捨て、ウェブサイトを開設し、『不思議の国のアリス』のように超自我と神秘の世界に飛び込び、潜在意識の底までのぞいたおかげで目を覚ますことができた。

また、自分のあり方、生き方、使命、そして地球の現状について魂を揺さぶられるような発見があったこともヌーミナスを続ける原動力になっている。もちろん、飲まない生き方を貫くエネルギーにも。

価値観を共有できる仲間との出会いも大きかった。新しい仲間はアルコールに対して独白のスタンスをもち、ヒーリングの専門家が多い。レイキセラピスト、気功療法士、整体師といった人たちだ。おかげでアル恋にかからずにすむ。彼らは良きお手本だ。「もうアルコールのことは考えなくなった」という言葉を何度、聞いたことか。

しかし、まだ私はその域に達していなかった。飲む量も回数も着実に減らしたけれど、頭の中はいつもアルコールのことでいっぱいだった。AAのミーティングに出たのも酒に対する執着が気になったからだ。タイ有数の依存症リハビリ施設「キャビン」にコンタクトを取り、取材の名目で（じつは好奇心に駆られて）話を聞いたこともある。取材に応じてくれた医師によると、薬物に対するこだわりも薬物を使用するのと同じく、依存症という〝病気〟の症状だという。だったら、週末に飲むワインのことを週明けから考えている私は立派なアルコール依存症ではないか――実際には一滴も飲まないとしても。

可能性は否定できない。

しかし、あとになって分かったことは「スピリッツ（酒）」を飲んで得ていた解放感、安堵感、高揚感、友達との楽しい時間は「スピリット（魂）」に触れることで得られるという事実だ。それどころか、ゴング・バス（銅鑼の音を使う瞑想法）、クンダリーニ・ヨガ、エナジーヒーリングを体験するたびに、酒は安っぽい代用品でしかないことに気づいた。喜び、自信、活力、満足、そして生きている実感は——星のはからいもあって——すべて自足自給でかなえられる。

自分と再会するためのスピリチュアルな旅

テキーラなどのスピリッツはどうしてスピリッツと呼ばれるようになったのか。一説によると、蒸留の過程で発生する蒸気が、原料の基本成分＝魂（スピリット）に見えたからだという。ずいぶん皮肉なネーミングだ。スピリッツを飲むとスピリットが生き返ったような錯覚に陥る。だから人はスピリットが折れると、手っ取り早くスピリッツをあおり、元気、陽気、覇気を取り戻した気分になるのだろう。

アルコールには宗教上の役割もある。キリスト教では赤ワインがイエスの血の象徴だ。ユダヤ教の過越祭には祝宴のワインが欠かせない。伝統宗教の対極にあるオカルトの世界ではアルコールが憑依現象を引き起こすと信じる人がいる。体の中に酒が入ると魂が追い出され、そのすきに悪霊（または自分の生霊）が侵入してきて体を乗っ取るという。なるほど、酔うと記憶を「失い」、現実から「逃避」できるのにはそういう事情があったのか。酔ってくだを巻いたらしいが、まったく記憶にない？　だったら暴言を吐いたのはあなたではなく、口と根性の悪い〝霊〟だったのかもしれない。

数世紀の歴史を誇るタロット占い（私は「魂のグーグル検索」と呼んでいる）では、依存と破滅を象徴するのは「悪魔」のカードだ。だから酒への執着や渇望は地獄の苦しみなのだろう。

一部のオカルトマニアが信じる悪霊憑依説はブラックアウト（飲酒による記憶喪失）の説明にはなるけれども、残念ながら科学的根拠に乏しい。ちなみにブラックアウトの科学はなかなか興味深い。酔いが回ってくると、脳内では短期記憶（と情動）をつかさどる海馬の働きが鈍くなり、鈍くなる程度によって、失う記憶が一部（ところどころ思い出せない）だったり、全部（まったく覚えていない）だったりする。

アルコールの影響を脳のメカニズムとみるか悪霊の仕業とみるかは個人の自由だが、本来の自分でなくなることは確かだ。それに対して心の内を探訪するスピリチュアルな旅は、どういう形であれ、本来の自分を見つけることが目的である。

1961年、現代精神分析学の父と言われるカール・ユングはAAの共同創設者であるビル・ウィルソンに宛てて手紙を書き、アルコール依存症の治療にスピリチュアルな要素が必要と訴えた。そのとき引用したのが「spiritus contra spiritium」というラテン語だ。ユングはアルコール依存症の男性患者を例に出し、「アルコールに対する彼の渇望は、低次元ではあるが、心身の完全性を求める魂の叫びにも似ていた。彼は中世の言語で『神との一体』と叫んだのである。そのような発想が、しかも今では使われなくなった言語で、どこからわいてきたのだろう」。ユングは最後にこう記した。「ちなみに、アルコールをラテン語に訳すとspiritus。聖霊を意味するspiritusが人間を堕落させる毒をも意味する。ならば、有望な療法は『spiritus contra spiritium』ではないか」。最後のラテン語をざっくり訳せば「スピリットをもってスピリッツを制す」である。

本来の自分と一体化するには自分に正直になることだ。それはいつでも自然体でいることであり、心と言葉と行動に一貫性があることを指す（この状態が第1章の「認知的協和」だ）。私たちは空気を読み、人の顔色をうかがい、その場を丸く収めるために、どれだけ自分を曲げてきたのだろう。そう考えると、言行心の一致がいかに「言うは易く行うは難し」か分かる。まじめな話、1日でいいから、自分の言動と心の動きを観察してみてほしい。本音を飲み込んだり、編集したりすると、どういう心境になるか。本心を否定し、打ち消すことで、どんな気持ちになるか。そうすれば、私の言いたいことが分かってもらえると思う。

そこでスピリチュアルなツールの出番だ。ツールの力を借りると自分に素直になれる。たとえば、占星術。自分がどういう星の下（家庭環境、境遇、世代など）に生まれたのか確認できる。瞑想とヨガは心の動きをリアルタイムで追うのに役立つ。そして、シャーマニズムの教えは心の葛藤や混乱を根本から見つめ、正すヒントになる。

でも、酒は〝自白剤〟ではなかったか。この秘薬を飲めば、緊張が解け、よろいを脱ぎ、解放的になれるはずだ。「酒のなかに真実がある」とも言われる。友人で瞑想インストラクターのサー・デシモーネに科学とスピリチュアリティーについて聞いてみた。サーいわく「確かに、飲んでいるときは素の自分に戻れる気がする。脳の神経系統が刺激されて、普段は言えない本音が出たりするから、言行一致で生きているような錯覚に陥るんだ。ところが、酔っているときの言動には自覚や目的意識がない。だから、なにも学習できず、翌日にはいつもの自分に戻ってしまう。自分のイメージを書き換え、肯定的な記憶を定着させるには脳の各部位が連携しなくちゃいけないんだけど、酒が入ると、それは無理だね。飲んでいるときのポジティブな自分は一夜漬けの試験勉強と同じで身につかないんだよ」。

スピリチュアルな旅とは、自分の性格や過去を隅々まで学習し、受け入れ、包み込んでやることだと思う。ときには何十年もさかのぼって！　自分について引け目を感じる部分、理解に苦しむ部分、認めたくない部分もあるだろう。私たちはそれを隠し、つくろい、自分や周囲が傷つかないようにごまかしてきた。自分の中にはカール・ユングが「影」と呼ぶ部分——平たく言えば「自分の悪霊」も存在する。酔ってくだを巻くのは、この悪霊の仕業だ。その一方で、人の好意や理解を求める自分もいる。アルコールがこれだけ普及し、心よりも科学の答えが重視される現代では、酒を飲むことだけが煩悩のスイッチを切り、自分を解放する手段に思えるかもしれない。しかし、実際には、酔うと感覚がまひして悪霊のいいなりになってしまい、翌日に嫌というほど後悔する。それは自分の悪霊に対処してこなかったからだ。

前述のロージー・ボイコットの著書に、「ドライドランクは断酒さえすれば見返りがあると思っている」という一節があった。私がスピリチュアルな旅から学んだのは、正直に生きることに近道はないし、見返りもないということ。持続可能な喜びや幸福感、揺るぎない自信といったごほうびは見つけようとしない限り、見つからない。

しかも、その旅は楽しいことやうれしいことばかりではない。忍耐と勇気とかなりの度胸が要る。

本書の冒頭で紹介したアニー・グレイスの言葉を借りれば「酒が楽しいのは、酒の味を知らなかったころの満ち足りた気分や安らぎを再体験できるから」である。「満ち足りた気分」をアルコールなどの薬物に求めるのは、過去のどこかに、手当てし、受け入れ、優しく包み込むべき自分がいる証拠だ。その自分を探し出してやらなければ、本物の安らぎを再体験することはできない。

そのときは「サポーター」がいると心強い。サポーターとは、ありのままの自分を尊重してくれる人や自分のことを真剣に考えてくれる人、あるいはソバキュリ仲間やコミュニティーである。心の専門家に助言を求めてもいいだろう。AAはコミュニティーの役目も果たす。そのほかの支援団体は巻末にまとめたので参考にしてほしい。自己探求の旅には足場の悪いぬかるみがつきものだ。心の底にたまった泥をかき分け、くだを巻く悪霊と対面し、いつの間にか住みついた魔物を退治しなくてはいけない。そのためにも援軍は多いに越したことはない。

心のグラスを満たすもの

皮肉ではあるが、魂の叫びはユングが指摘したように依存の始まりになることが多い。

興味深いのは、精神論を語る人気作家の多くがアルコールに依存した経歴をもつことだ。ブレネー・ブラウン、シェリル・ストレイド、グレノン・ドイル・メルトン、ガブリエル・バーンスティン――作家たちのスピリチュアルな旅も酒から始まったのだろうか。

前述のラッセル・ブランドは「(アルコールやドラッグに対して)焦がれるような気持ちがあり、郷愁を感じる」と述懐している。自分の日常に刺激、感動、自由、生きがい、息抜きが足りないと感じると、人は手っとり早く酒で心を満たそうとする。そうするように吹き込んだのは大量消費をよしとする社会、ブレネー・ブラウンが言う「断絶」の危機に瀕した社会だ。

アルコールを始めとする依存性物質(処方薬やSNSも)のまん延は消費文化のあだ花である。この文化は私たちの心に根を下ろし、モノ(フォロワーや「いいね」の数も)を持てば持つほど幸せになれる、満ち足りた気分になれると喧伝する。私たちも仲間やライバルに負けじと見栄を張り、なにがしかのステータスを得ようと必死になる。ある程度のモノを持つことは生きていく上でも、一人前と見なされるためにも必要だが、人並みになれない／持てないことへの不安は資本主義のえじきになる。その結果、私たちの物欲はとどまるところを知らず、もっともっと手に入れなければ、安心も満足も承認欲求も満たされなくなってしまった。

消費文化や資本主義は競争意識（欲しいものがあるなら人より先に買わなくては／人より稼がなくてはいけない）をあおる。〝トップ争い〟は断絶社会の象徴であり、依存症の温床にもなるとジャーナリストのジョハン・ハリは言う。ハリはTEDトークに登壇し、『依存症』――間違いだらけの常識』と題して講演を行ったが、その再生回数は2018年夏の時点で950万回を突破した。ハリは講演の中でアムステルダム薬物研究所のピーター・コーエン所長を引き合いにし、「依存症の対義語は絆である」というコーエン所長のコメントを紹介している。所長いわく「他者とつながることは人間の生理的な欲求だ。健康で幸せなときは積極的に他者と接し、交わろうとするが、強いショックを受けたり、孤立したり、挫折したりすると、それがかなわなくなり、気晴らしになるモノと接点をもとうとする……それがギャンブルか、ポルノか、コカインか、大麻かは知らないが、何かとつながろうとするのは人間の自然な心理である」。

私たちは引け目を感じると、自分には（人に好かれ、尊重されるだけの）価値がないと思い込む傾向がある。そんなときアルコールは強い味方に思える。人目を気にする脳の働きを抑え、人間関係の潤滑油になってくれるのだから。

仏教の教えによれば、人間は「苦（ドゥッカ）」の塊であり、苦は欲や執着（タンハ）から生じるという。人とのつながりを求めることも苦のひとつ。この教えは、人間の行動が脳の欲求に支配されるという脳科学の見地とも重なり、依存が煩悩のひとつであることを示す。仏教と科学がそろって指摘するのだから、やはり、人間は生まれつきアルコールを好むようにできているのだ。「だけど、苦を脱する方法はある。執着から自分を解放してやればいい」と前述のサー・デシモーネは言う。涅槃《ねはん》という悟りの境地に達するには、こだわりを手放すことだ。

しかし、言うのは簡単だが、実際はライフワークだ。

というのも、アルコールなどの依存性物資はこだわりから解放してくれるように思えるからである。「飲んで忘れたい」というフレーズを何度も耳にしてきた。「忘れたい」のは「執着」があり、「欲」にとらわれているからではないのか。ところが、酒で得られる解放感は長続きしないわりに高い代償を払わせられる。文字どおり「悪魔との取引」である。

「忘れたいなら、さっさと忘れろ!」と言っているのではない。それよりも自分が〝何に、どうして〟執着するのか突き止めるほうが根本的な解決につながると言いたいのだ。どういう欲が自滅的な衝動に駆り立てるのか。どういう欲なら自分の成長を助け、社会に貢献できるのか。また「幸せ」の定義を見直すことも必要だ。何か(自慢の恋人、華やかな仕事、理解ある親など)を手に入れれば幸せになり、そのままの自分では幸せになれないという思い込みはどこから来るのだろう?

こういう自己探求にはさまざまなアプローチがある。私が愛用するツールはさきほど紹介したとおりだ。どういうアプローチを選ぼうが、最初の一歩は変わらない。それは酒を飲んで状況を悪くしないことである。自分を見つめ直すには意識が鮮明でなければいけない。そうでないとハイレベルな自分の声が聞こえなくなってしまう。

前述のラッセル・ブランドは、酒に対する渇望感をハイレベルの自分が発したメッセージと解釈する。ちなみに私の渇望感は焦り、退屈、ハイとなって表れることが多かった。「自分の心が語りかけていることを理解できないのは心の言葉を知らないからだ」とブランドは記し、「ひとりになる、書く、祈る、瞑想する。そうすれば心が何を言っているのか理解できる」と述べている。つまり自分の本望が魂のレベルで分かるのだ。

また、前述のマーク・ルイスは「最近の健康志向やセルフケアブームはすばらしい。とくにマインドフルな瞑想はいい。依存症の克服に役立つだけでなく、誰にでも手軽に使える最強のツールじゃないかな」と話してくれた。つけ加えるとすれば、これらのツールがブームになっている理由は（アルコールを始めとする）モノが幸せを運んでくるという資本主義に幻滅を感じ、自分で答えを探す人が増えているからだろう。

答えを探すといえば、難問中の難問が——。

飲まない自分は何者なのか？

心の旅は発見の旅じゃない。再発見の旅だ。本当の自分と再会する旅だと思う。

――ビリー・コーガン（スマッシング・パンプキンズ）

自分の魂やハイレベルな自分とつながることで本来の自分が見つかるとしたら、私にとって転機になったのは夫婦そろってロンドンからニューヨークに転居したことだろう。はた目にはニューヨークへの移住はめでたいことに映ったようで、みんなに祝福されたり、うらやましがられたりした。クレジットカードの色がプラチナにランクアップしたかのように理想の人生をかなえたと思われたらしい。しかし、今にして思えば、私自身の胸中は複雑だったに違いない。ロンドンを離れるからには、家族や友達や苦労して得た仕事に別れを告げなくてはならず、うお座と祝杯を上げるつもりで出かけたパブではパイントグラス片手に泣き崩れてしまった。

心の声が聞けるようになった今、あのときの涙は心が発した忠告だったと分かる。私はニューヨークに来てから深い喪失感に陥った。それまでの自分が通用しなくなり、人間関係も肩書もイメージも一から立て直さなければいけない。ロンドン時代は入念に自己演出し、「カクテルガール」を気取っていたから、酒とのつきあい方も見直す必要が出てきた。

自分を見つめ直すきっかけは人生の転機やショッキングな出来事が多い。身近な人の死、離婚、余命宣告。私のきっかけは、幸いなことに、そのどれでもなかった。しかし、飲酒の習慣を改めたことに加えて、ロンドンで築いたキャリアの喪失、ウェブサイトの立ち上げ、自分の（マニアックな）一面を発信し始めたことが重なったため、摂食障害とやぎ座の時期にさかのぼって、我が身を振り返らざるを得なくなった。

この本を書き始めて分かったのだが、あの苦しい時期から私を救い出してくれたのは（友達、キャリアアップ、うお座との出会いではなく）アルコールだ。当時は意外と早く立ち直ったことを単純に喜んでいたが、今にして思えば、カクテルガールにキャラ変えしたのはじつは引け目を隠すためだった。16～22歳までモラハラ、パワハラ、セクハラを受け、食事を摂らずに自分の体を痛めつけたことを内心で恥じていたのである。自分の生い立ちや家庭環境にも引け目があった。その引け目と正面から向き合うことなく、自分を卑しめ、弱者にしてしまった。なぜ自分をこんな目に遭わせたんだろう？

それは自分を大切にしなかったからである。だから誰かに大切にしてもらいたくて背伸びしていた。

やぎ座と別れ、カクテルガールの役が板につくころには当時の記憶を封印したはずだった。ところが、酒を控えてから、せきを切ったように記憶がよみがえってきたのだ。忘れたはずのやぎ座の面影がヨガの最中にちらつく。断酒をきっかけに胃腸の具合を改善しようとしたら、拒食症にかかった本当の原因が分かった。とどめは、やぎ座と共通の友人からフェイスブックを通じて、16年ぶりに連絡が来たことだ。添付の画像でやぎ座の姿を見た瞬間、全身の血が凍りつき、腹を蹴られたような衝撃を受けた。

やっぱり立ち直っていなかったのである。

過去を振り返りながら、自分が情けなくなった。次に悲しくなった。その次に腹が立ってきた。最後は涙が止まらなかった。そして自責の念に駆られた。どんな事情があったにせよ、あれほどひどい環境に身を置き続けたのは自分の責任だ。私は一方的な被害者ではない。そう気づいてから初めてやぎ座を許し、自分を許し（瞑想、執筆、密教、占星術のおかげでカルマを理解した）、前を向くことができた。周りの人にも感謝している。母、うお座、ヒーラー、友達に支えてもらった。

もうひとつ気づいたのは、やぎ座は最初の依存対象だったということだ。私はやぎ座に人生を丸投げし、両親が離婚したショックや大人としての責任から逃れようとしていた。摂食障害を起こしたのは自分の体や、やぎ座から逃げるため。そして、最後がアルコールだ。それまでの依存対象とは違って、飲めば楽しく、晴れがましく、陽気になれるし、人の輪の中に堂々と入っていける。依存が長引いたのも不思議ではない。

こんな身の上話をするのは同情を引きたいからではない。自分の飲酒歴を掘り下げると、点と点がつながり一本の線になることを説明したかったのだ。こういう未解決の問題は断酒の効果に慣れてくるころにかならず（と言っていいほど）表面化する（ネタバレ注意——人生は二日酔いがなくなると確かに好転する。有毒物質が体に入ってこないから、体調が改善し、毎日が楽しい。でも楽しいから〝ラク〟とは限らない！）。

誰にでも心の古傷はある。自覚はないかもしれないし、深い傷ではないかもしれない。それでも、自分には何か肝心なものが欠けているとか、心が満たされないと感じたりするのは、古傷がうずくせいかもしれない。

欠けているのは自分への理解ではないか。だとしたら、自己探求で自分を再発見するのがいちばんだ。前述のマーク・ルイスは著書の中でナタリーとブライアンというふたりの依存症患者を紹介し、「ふたりが（ヘロイン依存症とメタンフェタミン依存症から）回復したきっかけは過去の体験を振り返り、現在の苦悩に至った経緯を理解し、現在とは全く違う未来をイメージしたことだった」と結んでいる。ふたりがイメージした未来は、薬物依存のきっかけとなった心の傷が癒やされ、受け入れられる未来であり、魔物の誘惑から解放される未来に違いない。

ヒーリングの専門家は昔から「ナラティブ・アプローチ」と呼ばれる療法を使う。自分の体験を自分の言葉で語ることで過去のトラウマを発見し、トラウマによる心の傷、コンプレックス、恐れを特定し、「自分は欠陥人間で、はみ出し者だから人に好かれる価値はない」という思い込みを修正する。ポイントは実体験の共有だ。胸の内も魔物のささやきもすべて吐き出し、聴いてもらうことにある。

AAも同じだ。閉ざされた扉の向こうでは主に体験の共有が行われている。AAのプログラムが成功しているのも（アルコールに対して無力であることを認めた上での）告白の要素があるからだろう。しかし「一度依存症になったら、一生依存症」というスローガンは負のスパイラルを招きかねない。人はストーリーを語るが、ストーリーを生きる動物でもあるからだ。

その点では前述のロージー・ボイコットに賛成である。ボイコットは著書にこう記している。「私の過去には大切なものがたくさんある。酒に溺れるのは魂が救いを求めているからだと教わった。昔の自分をそう解釈することに抵抗はないが、どうしても納得できなかったのはＡＡの門をくぐる前の自分を忘れなさいと言われたこと……救いを求めた自分は悪くない……あのときの自分が嫌いではない……だから、昔の自分を抹殺するようなまねはしたくなかった」

ソバキュリアンは迷える魂を歓迎する。そして、自分の一部として受け入れる。依存や渇望を魂の叫びと解釈する。自分のストーリーを恥じることなく、ありのままに、堂々と語る。そうすることで未来の自分に新しいストーリーを用意してやれるのだ。

第5章 健康ブームと赤ワイン

さて。だいぶ話が広がった（煮詰まった）ところで、今度は原点に立ち返ろう。飲酒の影響についてである。この章ではアルコールの実害を挙げ連ね、あなたをビビらせ、断酒を決意させなくてはいけないのだが――やっぱり、やめておく。

第一、私は医者でも科学者でもないからエビデンスを集めるには基本、グーグル検索するしかない。もし興味があるなら、暇なときに自分でググってみてほしい。参考までに検索ワードを記しておくので、ビビッて断酒を決意したい人は、ご自由に。

アルコール　慢性疾患

アルコール　防ぎうる死

アルコール　臓器　影響

とはいえ、そんなことをしても効果がないのは明らかだから、あまりお勧めはしない。誰もが体に悪いことを承知のうえで酒を飲み、「ほどほどに飲む酒は百薬の長」などという新聞雑誌の見出しを見つけると手を叩いて「ほらね」と喜ぶからである。この「ほどほど」が曲者だ。半ばキャッチフレーズのようになっているけれども、本書では通用しない。ほどほどに飲んでいては、らちが開かないからだ。つまり、アルコールとのつきあい方を根本的に見直すなら、ソバキュリにトライし、断酒には人生が変わるほどのメリットがあることを体感するしかない。

20余年の記者経験から言うと、データ（少なくともデータの使われ方）に100パーセントの客観性があるとは思えない。どんな自論（ソバキュリは流行を超えてムーブメントになりつつある等々）を展開するかにもよるが、しばらくググっていれば自論を裏づける数字はたいてい見つかる。

2016年の調査によると、※1酒を一滴も飲まない16〜24歳の若者は2005年から2013年にかけて4割以上増加した。ソースは英国統計局の報告書だが、それによると英国全体で飲酒の習慣がある人は2005年以来、もっとも減少している。

ところが、検索を続けると、真逆の情報が出てくる。

2017年12月の機関誌を見ると、※2英国の国民保健サービスは「トラ箱」の導入を検討しているらしい。病院内に酔いざまし用の保護室を設けて元気な酔っ払いを収容し、救急外来のひっ迫を緩和しようというのだ（週末の夜間に運び込まれる救急患者のうち、泥酔者が占める割合は最大で7割とか）。

一方、アメリカ医師会が発行する『JAMA Psychiatry』誌の2017年号によれば、

※3アメリカ国内のアルコール消費量は増加傾向にある。2002年から2013年にかけて全体の消費量は11パーセント増え、ハイリスクな飲み方をする人も30パーセント上昇。とくに目立つのが未成年者、女性、高齢者、低所得者、低学歴者である。

こうした(一部の)データを見る限り、若年層の飲酒人口は減っているものの、危険な飲み方をする人は増えているようだ。その背景について独自に仮設を立ててみたが、それはあとで説明するとしても、これらの数字は私の自論である「ソバキュリアンの急増」を裏づけるものではない。

ただ、間接的なエビデンスがある。ソバキュリアンを宣言して以来、このテーマに関する執筆、講演、キャスティングの依頼がどっと増えたのだ。「ソバーキュリアスって何ですか」「どうして酒をやめたのですか」「どんな効果がありました?」「人とのつきあい方は変わりましたか」「今も飲むことはあるんですか」――そんな質問をジャーナリスト、ブロガー、イベントプランナー、各メディアの論客からしょっちゅう聞かれるようになった。あなたも飲まない生き方を始めると似たような質問を受けるかもしれない。それは、適正に飲んでいるつもりでも、頭の片隅で例の疑問「酒をやめれば、ラクになれるのか」を感じる人が多いからだろう。

トレンドリーダーと呼ばれる人たちは、さらに鋭く、「みんながみんな〝今になって〟ソバキュリを支持するのはなぜでしょう?」と突っ込んでくる。

まあ、はっきり言って「みんながみんな」ではない。むしろデータは逆の傾向を示している。とくに深刻なのは社会的弱者の間で過剰摂取が増えていること。しかし、一方ではClub SÖDA NYCのイベント参加者が激増し、バーのメニューにノンアルコールの「乾杯トニック」やスピリッツが登場し、売り上げの落ちた酒類メーカーが私に講演を依頼してくる。そう考えると、ソバキュリは〝人酒問題〟に一石を投じているようだ。

でも、なぜ〝今〟なのか。ソバーキュリアスはSNSでもバズっていて、酒好きまでもが議論に加わっている。それが一時のトレンドで終わりそうにないのはなぜだろう。

ニュースを見れば一目瞭然である。（オオカミ少年のような報道も一部にはあるが）今の世の中は変化が激しく、未曽有の不安が社会全体を覆っている。テクノロジーの進化、グローバル化、自然環境の破壊、不安定な経済状況によって私たちの未来は日々不透明になっているようだ。社会不安が引き金となり、うつや不安障害を発症するケースも今までになく増えている。そんなご時世を生き抜くにはどうすればいいか。ひとつにはアルコールのような刺激物を避け、心を癒やす方法を（確かな知識に基づいて）見つけることだ。スマホやパソコンをオフにし、リラックスすることである（ヨガと瞑想が大人気なのもうなずける）。

酒を一滴も飲まない16歳から24歳が増えている理由は？　彼らは指一本でネットにつながる時代に生まれ、嫌というほどニュースや情報に接しているから、酒の害についてはどの世代よりも知識があり、意識が高い（酔った自分がインスタ映えしないことも承知している）。当然、地球の未来についても敏感だ。消費文化のツケを払わせられる世代だけに環境問題に無関心ではいられないことを肌で理解している。現実問題を現実的に解決するには当事者意識が欠かせない。

また、アルコールは健活の風潮にそぐわない。あなたがこの本を手に取ったのも多少は体を気遣っているからではないだろうか。（医療体制を含めて）なにかと不安な今の時代、せめて自分の健康を自分で管理しようと考える人は大勢いる。ダイエットしたり、グルテンや乳製品を控えたり、断腸の思いでスイーツ（ビーガンアイスは別）を断ったり、歩数計をつけたり。あるいはマインドフルなエクササイズにはまってヨガや瞑想を始めた人もいるだろう。

健活人口が増えたおかげで、いまや世界のヘルス&ウェルネス業界は製薬業界の3倍以上の規模になった。ホットヨガで汗を流す木曜の夜と、ホットウィスキーをあおる金曜の夜とでは気分がまるで違ってくる。この違いを無視することは難しい。美と健康に時間とお金を投じると、その努力をアルコールで台なしにする気にはなれないはずだ。

酔いも覚めるような問題が山積する21世紀においては、なおさらだろう。

体はもともとソバキュリアン

最初に断ったように、この章では飲酒の是非に関するデータを並べ立てることはしない。私たちはいつから検索結果を当てにするようになったのだろう――自分の体がとっくに知っていることなのに。

アルコールが健活の役に役立たないことはデータがなくても証明できる。二日酔いを体験すれば十分だ！　頭痛、吐き気、嘔吐、倦怠感、意識混濁、異常なのどの渇き。頭がふらついたり、光や音に過敏になったり、手が震えたり……。かりに食中毒を起こしたら、あたった食べ物を口にしようとは思わないだろう。ところが、二日酔いの場合は（口から入れたものが毒であることを教える体のサインに変わりはないのに）飲み過ぎたツケとしか思われず、迎え酒で治ることになっている。

人が体のためを思って酒をやめるのは、私が知る限り、心臓発作を起こしたか余命宣告を受けたあとだけだ（それでも、やめない人は多いけれど）。

今度は、飲まないメリットについて考えてみたい。

私自身が実感している断酒の効果は、元気が出る、睡眠の質が劇的に変わる、おなかの調子が良くなる、肌がきれいになる、考え方がポジティブになる、作業能率がアップする、自信がわく、自分を大目に見てやれる、性欲が戻るといったところだ。

しかし、個人の感想を鵜呑みにしてはいけない。この件については『The Vertue Method(バーチュー・メソッド)』(2017年)の著者でソバキュリアンのショーナ・バーチュー(デイビッド・ベッカムをヨガに目覚めさせた張本人でもある)に話を聞いた。個人トレーナーのショーナは、クライアントに対して、まず酒を控えるように指示する。するとクライアントから「頭がすっきりした」「体脂肪が落ちた」「ボディラインが引き締まった」「筋肉痛の回復が早くなった」「ニキビが治って肌ツヤが良くなった」「(とくに太もも裏の)セルライトが小さくなった」「ビール腹がへこんだ」等々の報告があるという。

「飲む量を控えるだけでもいろんな効果が期待できるわ」とショーナは言うが、断酒と同じ効果が得られるかというと、それは「絶対にありえない！」。酒は百薬の長と言うけれど？「（赤ワインの成分で健康効果が高いとされる）レスベラトロールの恩恵にあずかるには相当な量を飲む必要があるんだけど、それだけワインを飲んだら心臓が元気になる前に……後悔するでしょうね」と指摘する。

だからソバキュリを健活に組み込むべきなのだ。ダイエットに成功し、運動習慣が身につくと、二日酔いは余計にツラくなる。飲酒の後遺症を「楽しかったゆうべのツケ」ですますわけにはいかない。

ところが「私のもとでトレーニングを始める人は理想のボディを手に入れるためなら、どんな努力もいとわないんだけど……」とショーナは言う。「でも、断酒だけは別。お酒はストレス解消や気分転換の手段として定着しているし、仕事、プライベート、出会い（やセックス）の場でも欠かせないものになっている。だから『〝健康〟のためにアルコールと縁を切ってください』とは簡単に言えないわ」

ジェン・バチェラーはフィットネス業界を経て、ノンアルコール飲料メーカーの「Kin Social Tonic（キン・ソーシャル・トニック）」を立ち上げ、オリジナルの酔わないカクテルを企画販売している。起業のきっかけは「ロサンゼルスのヨガ・コミュニティーにうんざりしたから」だった。「スタジオに集まるメンバーは夜中の3時からコカインを吸いながらおしゃべりして、朝6時になるとヨガを始めるの。集まる目的と親睦の方法がちぐはぐだったわ」

その話で思い出したのが友人のミアだ。ミアは「The Sober Glow（しらふで輝く）」というブログを運営しているが、最近インスタグラムにこんな投稿をした。「ウェルネス業界のみなさんへ。〝健康的なライフスタイル〟を提唱しながら飲酒の問題に触れないのは臭いものにふたをするだけですよ」。彼女が問題にしているのは、アルコールという毒素で心の問題を解決しようとする人が増えている現状だ。ウェルネス・コミュニティでこの問題が議論される（された）ことはほとんどない。

私がこの投稿をリポストしたところ、「ついにヨガスタジオのタブーを暴露する人が現われた」から「それは程度の問題でしょ」とコミュニティを擁護するコメントまで、さまざまな反応があった。しかし、現実を見れば、アルコールが体に悪いことを示すエビデンスはごまんとあるのに見て見ぬふりを決め込み（おまけに二日酔いを耐え忍び）、赤ワインの健康効果をうたう見出しに飛びつく人がいる。酒を飲むよりストレスをためるほうが不健康とうそぶく人もいる。それは酒に執着し、自覚はないが〝多少なりとも依存している〟人が相当数いることを物語っているのではないか。

「たばこだったら、禁煙か節煙かで迷ったりしないでしょ？」。そう嘆くのはアルコール依存症のための支援企業「Tempest（テンペスト）」を経営するホリー・ウィテカーだ。「（アルコールは）内分泌系を乱すし、血糖値をおかしくするわ。百害あって一利なし。とにかく、とにかく、とにかく体に悪い依存性薬物なの。それなのに、私たちはアルコールにすがって、グルテンをさっさと排除する。ほんと、不思議よね」

うーん……確かに不思議だ。グルテンについて言えば、グルテンフリーを宣言しておくと、ピザやパスタを食べない口実として都合がいい（セリアック病を患っているなら話は別だ。グルテンに不耐性をもつセリアック病の患者はアメリカ国内だけで200万人いると言われる）。ダイエット目的で炭水化物を拒否しているとなれば、とくに女性はナルシストやアンチ・フェミニストなどと批判されかねない。

砂糖の場合も同じである。いまや砂糖は健康志向の強い人たちの間で悪者扱いされているから、スイーツを遠慮する理由としては、「おなかまわりが気になるから」よりも「体のためを思って」と言うほうが聞こえはいい。

私は本気で断酒を考え始めたころ、アルコールに対する渇望が糖分に対する渇望でもあることに気づいて愕然とした。これは私に限らず、よくある現象だ。だからアルコールと糖分を一度に断つことはお勧めしない。ただし、アルコールはあらゆるタイプの認知症やさまざまながんの発症リスクを高くすることが証明されている（脅すつもりはないけれど、言わずにいられなかった）ので、まずはアルコールから排除するのが得策だろう。

食後のワインをデザートに変えるとしても、飲まない生活を続けていると、糖分でも二日酔いになる可能性がある。人間の体は正直だ。必要なものとそうでないものを知っていて、要らないものが体内に入ってくるとメッセージを発する。1分間体の声に耳を澄ますと、どんなメッセージが聞こえてくるだろう。

雑念依存には瞑想が効果的

そこで出番になるのが究極の健康法と言われる瞑想だ。煩悩を払うために始まった大昔の慣行が今ではストレス、不眠、慢性痛など、あらゆる不調に効く万能エクササイズと呼ばれるようになった。トライしたけれど懲りたという人も少なからずいるようだ。一度でも試したことがあれば分かると思うが、じっと座って呼吸に集中するのは意外にむずかしい。10分、5分……いや、1分だって無理！ 思いのほか苦しくて途中でやめてしまったかもしれない。

だとしたら申し訳ないけれど、改めて習慣にしてほしい。「1分間、黙って耳を澄ます」

だけである。執着や依存を断ち切り、悪しき行動パターンを改め、自滅行為（どう呼んでもかまわないが、断酒を決意するきっかけになった行為）を反省するには瞑想が何よりだ。

そもそも、じっと座っていることを拷問のように感じるからこそ、アルコールや薬物に手が伸びるのである。ヨガインストラクターで『Recovery 2.0: Move Beyond Addiction and Upgrade Your Life（リカバリー2・0——依存症を乗り越え、生き方を変える）』（2014年）の著者でもあるトミー・ローゼンは「嗜癖というと、ドラッグか酒か特定の食品を連想する人が多いけど、本当は〝この瞬間〟から逃れようとすることが嗜癖なんだ」と語る。「だから、黙ってじっとしている瞑想が効くんだよ。言ってみれば、瞑想は依存の対極にある状態じゃないかな」

瞑想が地獄の苦しみに思えるのは雑念のせいだ。雑念は鳴りやまない！　だから、酒（スマホ、コカイン、ネットショッピング等々）で気を紛らわしたくなる。人は雑念から逃れることはできない。頭は考えるためについている。とくに心配、悩み、不満を黙らせるのは難しいが、それは瞑想インストラクターのサー・デシモーネが言う「ネガティィビティ・

バイアス（ポジティブよりもネガティブな出来事に注意をひかれる傾向。人間が進化の過程で獲得した心の防御手段でもある。否定的な体験を忘れるには、その5倍の肯定的な体験が必要とされる）」が原因だ。そこにアルコールという救世主が登場する。この救世主はいつでも、どこでも手に入る万能薬。おまけに陽気な仲間とつながるツールでもある。ネガティブ思考が止まらない日はとくにありがたい。

だから暇さえあれば酔いたくなるのも無理はないが、ほろ酔い気分がさめたあとは、さらにネガティブの深みにハマってしまう。

それもそのはず。根本的な原因は自分と雑念の葛藤にあるのだから。「雑念に振り回されるのは愉快じゃない。雑念が邪念に変わると、なおさら不愉快だ」と前述のトミー・ローゼンは指摘する。「そうなると心穏やかではいられなくなるから、ザワつく心を鎮めてくれるモノが欲しくなるんだよ」。本気で心を鎮めたいなら、鳴りやまない雑念と和解するほうがいい。雑念を受け入れ、否定も批判もしないこと。混乱し、血迷い、ネット疲れを起こした心と仲良くすることだ。

でも、あまり楽しそうではない。「それは自分と向き合うことに慣れていないからだよ」とローゼンは続ける。「人は〝今〟という永遠にとどまることに慣れていない。むしろ、今を避けたがる。だから、じっと座って宙を見つめ、何もせず、何も反応しないことに抵抗を感じるんだ」。資本主義社会に生きる現代人はとくに抵抗を感じるだろう。この社会では新しいモノを消費し、体験することで〝答え〟が得られるとされている。

長い歴史を誇るヨガも瞑想と同じようにフィットネス界のムーブメントになっているが、ヨガのおかげでローゼンの話が身にしみて分かる。難しいポーズをキープしていると、今は不快に思うこと（退屈、不満、体の痛みなど）もいずれは消えるものと実感できる。

「習うより慣れろ」は瞑想も同じだ。日課にするとセルフケアの仕方が分かるようになる。瞑想を始めると、心を独占していたネガティブな気分（たいていは執着か不安だ。前者は過去の喜びにすがり、後者は未来の痛みを避けるために発生する）が薄れていき、取るに足らない感情だったことに気づく。こうしてネガティブな感情は雑念のひとつになるから、あとは「今、それを感じる必要があるのかどうか」自分の意思で決めればいい。

キーワードは「自分の意思」だ。

AAのミーティングに参加した理由も、そこに疑問を感じたからだった。酒に手を出すことはほとんどなくなっていたのに、気づいたら飲んでいることがあった。同調圧力に屈したわけでもないし、そこまで飲みたいと思ったからでもない。ただの惰性だ。飲んでしまった翌朝は「なんで流されちゃったんだろう?」と不思議だった。〝自分〟の意思が存在しないような気がした。

ここで言う自分とは前章で触れた「ハイレベルの自分」だ。AAで言うところのハイヤーパワー(自分を超える偉大な力)であり、明鏡止水の境地とも言える。瞑想すると、そんな自分と交信できる。

そんな自分は知らない? だったら、紹介しよう。

この段落を読んだら、目を閉じて自分の呼吸に集中してほしい。まずはスマホのアラームを3分後にセットする。次に、1から4まで数えながら鼻から息を吸い、5から9（10、11でもOK）で口から吐く。吸い込んだ息が鼻の奥をくすぐり、体中をめぐり、口から出ていくのをイメージしよう。これを3分間、繰り返す。途中で集中力が切れても、自分を責めてはいけない。心が散漫になっていることを確認し、改めて呼吸に集中すればいい。こういう気づきも瞑想のうちだ。

それでは、スタート！

……（瞑想中）……。

はい、よくできました！　呼吸に集中できた？　雑念が入ってくるのに気づいた？　瞑想のやり方はいろいろあるが、今のがいちばん簡単だ。次からは好きなときにひとりでできる。どういたしまして。

ところで、瞑想中に雑念に気づいたのは誰、あるいは何だったのか。それがハイレベルな自分だ。神気、精魂とも言える。ハイレベルな自分は森羅万象をつなぐハイヤーパワーの一部であり、自分の内部に宿っている。そして、心身の状態や（高い）志に合わせていつでもベストな選択をする。ハイレベルな自分が選ぶものは、パソコンのパスワードと同じで、カスタムメイド。考え方、感じ方、人とのつきあい方、食べ物、飲み物、嗜好品などを自分のニーズに合わせて選んでくれる。

ところが、たいていの人はハイレベルな自分を意識することに慣れていない。この自分は独自の判断基準をもっているので、同調圧力に逆らったり、消費文化に「ノー」を突きつけたりする。雑念や邪念と違ってうるさくないし、大声で快感を欲しがったり、不快感を嫌ったりすることもない。

ハイレベルな自分と仲良くし、どんなときでも健康第一の選択をするには瞑想を習慣づけるしかない。青汁を飲み、グルテンを避け、自慢のトレーニングウェアでランニングするのも結構だけど、心気魂のケアを怠ってはなんにもならないのだ。

ついでに言うと、健康商法に嫌気が差したときも、やっぱり瞑想だ。なによりもお金がかからないのがうれしい。

オーガズムな眠り

瞑想のほかにも、タダなのに抜群の健康効果を発揮するものがある。それが質のいい睡眠だ。

今は朝の6時である。そう、私は朝型だが、ふつうはこんなに早起きしない。じつは「時差トレーニング」の真っ最中なのだ。もうすぐ仕事と帰省を兼ねてニューヨークからイギリスに発つことになっている。そこで1週間前から、アラームの設定時刻を毎日10〜20分ずつずらし、出発当日までに4時半〜5時の間に起きられるように調整している（効果はバッチリ）。これで現地に着いても時差ボケにならずにすむ。最悪なのは、熟睡していたらアラームの音で叩き起こされるパターンだ。まだ夜中だと思っていたのに、すでに朝になっている。

そんなときは頭がボーっとして、体のあちこちが痛み、心臓に穴が空いたような気がする。そして異様に機嫌が悪い。飲酒も睡眠のリズムを乱す。飲んでいたころは1年中時差ボケ状態だった。3日続きの二日酔いは、最悪の時差ボケに匹敵する。

アルコールは睡眠剤の代わりに用いられることも多く、アメリカ国民の5人に1人が寝酒を飲んでいると推定される。しかし、寝酒が逆効果であることは飲まなくなるとよく分かる。さきほど劇的によく眠れることが断酒の大きなメリットと言ったけれど、これからは「最大のメリット」に格上げしたい。

なにしろ、睡眠は大事だ。

私の友達は、昇天したかと思うほどの熟睡を「オーガズムな眠り」と表現する。この極上の眠りが体の疲れを取り、筋肉を修復し、各種ホルモンをリセットする。その結果、うそみたいに寝ざめが良く、心と体がシャキッとするので、笑いがとまらない。私はソバキュリアンになってから毎晩のようにオーガズムな眠りを楽しんでいる。

子育て中のパパとママには嫌味に聞こえるかもしれない。新米（ベテランも）のパパとママは今日もてんやわんやの1日を終え、ワインでひと息つきながら、育児モードからくつろぎモードへ気持ちを切り替えるのだろう。でも、これだけは知ってほしい。たとえ、わずかな時間でも、しらふのままで寝るほうが、週末に酔って寝だめするよりずっといい。

その理由は「眠りのメカニズム（睡眠の基本的なリズム）」にある。通常、私たちは2種類の睡眠を交互に繰り返している――急速な眼球運動を伴うレム睡眠（この間に筋肉がリラックスし、鮮明な夢を見ると言われる）と、それを伴わないノンレム睡眠だ。アルコールの鎮静効果によって、浅い眠りのノンレム睡眠には簡単に入れる。ところが、疲労回復効果のあるレム睡眠はアルコールによって妨げられてしまう。だから、飲んで寝ると（寝られるとしても）、疲れが残りやすい。

私も不眠症に悩んだ覚えがある。30代半ばで重度の副腎疲労を患ったときだ。副腎の働きが悪くなると、極度の疲労感、睡眠障害、疼痛、消化器の異常といった症状が出る。当時は寝ざめが悪く、日中は不安と緊張を感じ、涙が出てくることもあった。夕方の4時ごろになると睡魔に襲われ（眠気ざましに糖分を含むものを手当たり次第に口に入れていた）、夜は疲れ果ててベッドに潜り込むものの――夜中の3時にパッチリ目がさめてしまい、神経がたかぶり、激しい動悸がした。

あなたにも覚えがあるなら、それはアメリカ国民の8割が悩んでいるという副腎疲労かもしれない。代替医療の専門家に言わせるとこれも「現代病のひとつ」だとか。その仕組みをざっくり説明すると、人はストレス（仕事の納期、対人関係のトラブル、都会の喧騒やネオンなどなど）にさらされると、副腎からコルチゾールというストレスホルモンを分泌するが、ストレスが慢性化し、緊張や不安が続くと、さすがの副腎も疲れてしまい、不調が生じる。

副腎疲労と診断されたとき、コーヒーと砂糖を控えるように言われた。どちらの刺激物も症状を悪化させるらしい。言われたとおりにしたら、みるみる回復し、さっそく誰かに〝伝道〟したくなった。会う人ごとに「砂糖はコカインと同じよ！」と訴え、心と体が元気になったことをうるさくアピールした。

それに対してアルコールの影響を疑う（ことはタブーなので）人は誰ひとりいなかったが、飲んで寝た夜は相変わらず3時に目が覚めた。酔いつぶれるまで飲んだわけではなく、ほんの2、3杯ひっかけただけで、このざまだ。アルコールの影響をしぶしぶ認めざるを得なかった。

ちなみに、アルコールの鎮静効果が切れることも夜中に目がさめる原因だ。また、飲酒を続けるとコルチゾールの分泌量が増えることも立証されている。夜中にアドレナリンがドッと出るのは血糖値が下がるから。そして血糖値が下がるのは肝臓の働きに問題があるからだ。肝臓は炭水化物をブドウ糖に換え、血糖値を正常に保つ働きがあるが、アルコールが入ってくると解毒のほうに忙しくなってしまう。

酔うとほてりを感じるのは血液が体の深部から皮膚に向かって流れるからだが、深い眠りに落ちるには体温を下げたほうがいい。アルコールは睡眠時無呼吸症候群の一因と言われ、利尿作用があるから夜中に何度もトイレに行くはめになり、夢遊病のリスクまで上げてしまう。

おっと。もうたくさん？　アルコールは赤ちゃんの夜泣きに負けず劣らず安眠の妨げになると言いたかったのだけど、分かってもらえただろうか。では、明るい話題に移ろう。酒をやめると実感できる「オーガズムな眠り」にはどんなメリットがあるのか。※4アメリカの保健福祉省によると、良質な睡眠の主な効果は――

●免疫機能が改善する

●ストレスが軽減する

●気分が良くなる
●認知機能が向上する
●他人をわずらわしいと思わなくなる（笑。これは本当にある項目）
●判断力が向上する
●指導力が向上する
●しわが減り、肌ツヤが良くなる
●むくみが取れて目ヂカラがアップ（これは私のアドリブ）
●塩分や糖分に対する渇望感が減少する（つまり酒が欲しくなくなる！　願ったりかなったり）

なったりだ）

どの項目も瞑想の効果に似ているが、驚くことはない。慈善団体デビッド・リンチ財団の代表を務めるボブ・ロスは「20分間の深い瞑想は2時間の睡眠に相当する」と言う。

また、今すぐ影響が出るわけではないが、覚えておきたいことがある。それは睡眠不足が肥満症、認知症、アルツハイマー病、心臓病といった慢性疾患の引き金になることだ。

しかし、この章では〝おどかしっこ〟はしない約束である。だからオーガズムな眠りのメリットにだけ注目してほしい。続いては壮大なテーマを検証してみよう。

#ウェルネスと#地球の未来

ＥｔＧ尿検査は、酒の痕跡を示すエチルグルクロニド（ＥｔＧ）の値を測定する。ＥｔＧは飲んでから3〜4日たっても、すなわち肝臓がアルコールを分解してから80時間ほど過ぎても尿に出る。最近は薬物検査を抜き打ちで実施する企業が増えているが、もし会社でアルコールの抜き打ち検査を受けることになったら、あなたはパスできるだろうか。

昔の私なら絶対に無理だ。週に数日は休肝日をもうけていたけれど、飲まずにいられたのは3日が限度だった。4日目の昼休みや仕事帰りにランチビールとワインを飲めば、尿中のアルコール濃度はたちまち100パーセントになっただろうし、21歳から38歳までは酒の痕跡が完全に抜けたことは一度もなかったと思う。尿検査にパスするだけなら3〜4日の断酒でいいが、断酒の効果を全身で実感するには、私の推定だと、3週間はかかる。グラス1〜2杯分のアルコールであっても心、体、魂から完全に抜けるまでには、それくらいの時間が必要だ。

ところが、迷うことなく断酒に踏み切り、飲まない効果にあやかれる人たちがいる。赤ちゃんを授かった女性だ。無類の酒好きなのに、妊娠が分かった（妊活を始めた）とたんにソバキュリアンに転身する女性を何人も見てきたが、その変わり身の早さには驚くばかりである。もちろん、そうでないケースもある。一滴も飲まずに9カ月間を過ごすことに四苦八苦し、アルコールに依存していた自分に気づく女性もいる。しかし、たいていは自分の体に対する意識が「私のものだから、どうしようと勝手でしょ」から「新しい命を生み出す祭器」に変わるので、晩酌を続けるかどうかは考えるまでもない。

「こんなに気分がいいとは思わなかった」

「全般的にストレスが減ったわ」

「頭の中がスッキリした感じ」

「もう飲みたいとは思わないかも」

これは妊婦の特典を実感する友人たちの感想。断酒のうまみと言い換えてもいい。しかし、出産を終え、授乳期を過ぎると再び飲み始める女性は多い。ママにも息抜きは必要だし、昔の自分を懐かしむ気持ちも分かるけれど、それはアルコールがいかにストレス発散の手段として定着しているかを物語る。妊婦の飲酒は危険なので妊娠中は飲まない以外に選択肢はない。また、出産直後にかけては体が思うように動かないから、久しぶりに飲み歩いて自由を取り戻したくなるのは理解できる。

今の話がソバキュリにどう関わってくるのか。

たとえば、断酒のモチベーションを上げる目的で、妊娠したつもりになるのはどうだろう？　ドン引きしないで、最後まで聞いてほしい！　とにかく女性であってもなくても、妊婦の意識を見習って自分の体を新しい命を生み出す器と考えてみるのだ。生み出すものは命でなくても構わない。プロジェクト、挑戦、体験、日常の楽しみや生きがいでもいいし、新しい発想や新しい自分もありだ。

いっそのこと、みんなで力を合わせ、新しい地球を生み出すのはどうだろう？

健康ブームの背景に未来への不安があるとしたら、ソバキュリはその不安を解消する一助になるかもしれない。飲まない生き方を選択する人が増えることは、明るい未来の担い手（地球の育ての親）が増えることを意味するからだ。ソバキュリを始めると、新しいことに取り組む時間ができる。将来に希望を感じ、発信したくなる。自己肯定感が育つから、できない言い訳をする前に、自分も世の中に貢献できると信じられる。

このテーマが「#ウェルネス」にどうつながるのか。

正直言って「ウェルネス」という言葉の響きは好きになれない。私たちが生まれ持ったものを商品化するための宣伝文句になってしまったからだ。ほとんどの人間は、生まれたときは心身ともに健康だが、その後の健康状態は家系、階級、教育レベルなどに左右される。

Club SÖDA NYCの共同発起人で瞑想インストラクターのビエ・シムキンは心身の健康を「コンシャス・クリエーター（独自の生き方を創造する人）のインフラ」と表現する。「今はモノより体験に価値を置く時代だから、体験を存分に楽しむためにも健康が欠かせない。自分の可能性を開花させるためにもね」

体験を存分に楽しむには集中力も欠かせない。しかし人の注意を引くことが商売になる昨今だけに、私たちは何に注目すべきか意識する必要がある。グーグルやフェイスブックのような巨大ＩＴ企業は広告収入を稼ぐために、あの手この手を使って消費者の目をスクリーンに釘付けにしようとする。昼はネットサーフィン、夜は泥酔という生活を送っていたら、今ここにいることを味わう暇はどこにもない。ウェブサイトのおすすめではなく、自分が本当に見聞きしたいものを探す時間はなくなり、ハイレベルな自分に見合う決断をし、行動を起こすゆとりもなくなってしまう。

飲まない生き方が次のブームになることは健活時代の自然な流れだろう。そのブームがムーブメントに進化したとき、私たちの未来に希望の光が見えてくる。

ソバキュリに役立つ、おうちエクササイズ

高い月謝を払わなくてもヨガの恩恵にあずかることはできる。私もYogaGlo.com（月額18ドル）というフィットネス教室の配信サービスを利用して、自宅でプラクティスしている。受講できるクラスは何百種類もあるが、私の推しはステファニー・スナイダー先生のヨガ教室だ。ソバキュリ歴20年のスナイダー先生は「Yoga for Recovery（回復向けのヨガ）」を担当。「ヨガの世界では、雑念を支配できない者は雑念に支配されると言われるの」と先生は語る。そこで、渇望感、邪念、ネガティブな気分を解消するためのポーズやテクニックを解説してもらった。

ブレスワーク（深呼吸）

「長くて深い呼吸は自律神経を整える効果がある。神経系が整えば、トラブルにも上手に対処できるわ」

ツイスト（上半身をひねる）

「上半身だけ向きを変えることで、意識は体の正中線に集中する。心を鎮め、安定させたいときに効果抜群」

バランスポーズ

「たとえば、片脚立ち。片脚で立っている間は腕を広げてバランスを取らなくちゃいけないから、ほかのことに気が回らないでしょう？　立っているだけで精いっぱいだから、その間だけでも余計なことを考えずにすむわ」

頭立ち、逆立ち、逆転のポーズ

「体の上下が逆転するポーズなら、何でもOK。脳に血流が集まると、頭も心もスッキリするの」

肩立ちのポーズ

「仰向けに寝て、脚を高く上げるか壁につけてみて。このポーズをキープすると甲状腺と副甲状腺の働きが整うし、自然と“チンロック（あごをつけた状態）”になるから気分が落ち着く。神経を鎮めたいときに有効なポーズよ」

ヒップオープン（股関節開き）

「股関節は不用品を入れておく衣装ケースみたいなもの。処分に困るモノってあるじゃない？　あとで必要になるかもしれないから、捨てていいのか悪いのか迷ってしまう。そんなときは、とりあえずケースや引出しに放り込んでおくけど、股関節にも使わなくなった古い感情がたくさんたまっているの。だから、この部分を開いてあげると心のガス抜きになるわ」

第6章

酒で心はごまかせない

思いがけない喜びと胸いっぱいの幸せ。それもソバキュリアンになって経験した心境だ。暗い過去と向き合ったあとだけにうれしいサプライズだった。誰もがそんな心境になれるだろうか。

それは「なれる」と保証できる。もちろん、経験則でしかないけれど。なにしろ喜びの定義はひとつではない。境遇、経歴、価値観などによって何をうれしいと感じるかは人それぞれだろう。

私にとって何よりもうれしかったのは心に刺さったトゲがひとつ残らず抜けたこと（そ

れに伴う爽快感、解放感、自己受容感）。あなたにも同じ喜びが訪れるとは限らないけれど、悪く思わないでほしい。ともあれ、体内にたまった有害物質が排出されるから、今までにない感覚や前向きな気分を味わえることはたしかだ。

たとえば、血のめぐりがよくなり、体がポカポカする。連日ぐっすり眠れるので精神状態が安定する。アルコールという鎮静剤を断ったおかげで、希望や自信がわいてきたという声も聞く。

これらは代表的な効果にすぎない。健康志向の人、生産性やスタミナをアップしたい人、自己管理を徹底したい人にとっては、それだけでもソバキュリを試す価値はあるだろう。アルコールは毒性が強いだけに、やめたときのメリットは無限だ。

喜びが全身を駆けめぐるのもメリットのひとつだが、そこには深いメッセージがある。

前にも言ったように、ソバキュリを始めたころ、気づいたらスキップしていることがよくあった。生きていると思うだけで心がときめく。感激のあまり、子供みたいにはしゃいだかと思えば、笑いが止まらなくなることもあった。飲まなくなってから、わずか3週間でこの変わりようだ。たぶん最後の二日酔いが完全に抜けたからだと思う。

でも、そんな自分に戸惑う自分(酒に未練を感じる自分)がいた。

なぜなら、自然にわいてくる感情になじみがなかったからである。いつからか(飲酒歴を振り返ると、やぎ座と別れたあたりだと思う)楽しむ、くつろぐ、はしゃぐ、喜ぶといった感情体験をアルコールに丸投げしていた。幸せそのものを委ねていたとも言える。その結果、マイナス思考につきもののネガティブな感情と一緒にポジティブな感情まで忘れてしまったのだ。私たちは物心ついたときから、アルコールを飲めば一瞬で楽しくなる、陽気になる、リラックスできる、ごきげんになれると吹き込まれてきた。そう考えると、生の感情に不慣れな人は私以外にも大勢いるだろう。第一、いい気分になるなら、手っ取り早いほうがいい。

飲酒が「習慣」から「実験」に変わった時期、ひと口のビールでこんなに気分が変わるものかと思った。酒を飲まなくなると酒の威力を忘れがちである。飲む前の心境はいつもと変わらなかった。多少の緊張はあるが希望も感じるという精神状態で、とくにストレスがたまっていたわけではない。なのに、グラスに口をつけたら、あっという間に気が緩み、タガが外れ、顔がにやけて止まらない。異次元の世界に迷い込んだように、すべてがバラ色に見える。案の定、バラ色の世界は20分くらいで消えてしまい、ほろ酔い気分も忘却のかなたに……。酒を飲む人なら分かるはずだ。

それにしても、なんという魅惑の飲み物だろう。ストレス（嫌な感情の総称）のスイッチを一瞬にして切ってしまう。怪しい液体（ドリンクミー）を飲んだアリスのように、ウサギの穴から不思議の国へまっしぐらだ。

普通のソーシャルドリンカーは自他に危害を与える心配はほとんどない。だったら、たまには魅惑の液体でストレスを発散してもいいのではないか。私が断酒を考えていることを打ち明けたとき、いちばんの飲み友達（今も親友）は言った。「でも、飲んで楽しんでるだけじゃない。どこがいけないの？」

どこもいけなくない！　楽しむことは今だって「＃人生のゴール」だ。

けれども、楽しい酒が危ない酒に変わらない保証はない。「楽しむための酒」と「忘れるための酒」を取り違えたら大変だが、魅惑の液体を感情の動物が飲んでいるのだから、その線引きは難しい。

「憂さ晴らし」に飲むのと「陽気になるために」飲むのとでは、どこがどう違うのか。両者は表裏一体では？　どっちの飲み方でも結果は同じ。そもそも〝いい〟気分、〝悪い〟気分とは何を指すのか。どんな気分になりたくて、どんな思いを忘れたいのか。

ここまで考えると、さらにややこしい疑問が出てくるが、ソバキュリアンとしては無視するわけにはいかない。

飲まなくてもリラックスできる？　ごきげんになれる？　ストレスは解消できる？　二日酔いを承知でハイになろうとするのは、しらふだと楽しくなれないからではないか。

幸せ気分は心の初期設定

人はネガティブな気分にとらわれがちだ。不安や恐れは広告業界のターゲットになり、資本主義の餌食にされている。だから幸せ気分は心の初期設定と言われても実感できないかもしれないが、この章を読み終えるまで、そう肝に銘じてほしい。とくにニューヨーカーはピンと来ないかもしれない。2018年、タウン情報誌の『タイムアウト』がニューヨーク市民にインタビューした結果、※1回答者の77パーセントにストレスがあり、91パーセントに飲酒の習慣があった。つまり、世界でも飛びぬけて物価が高く、競争と変化が激しい街の住人たちは日ごろの憂さを酒で晴らしていることになる。

リラックス（ストレス解消）目的で酒を飲む人は古今東西を問わず大勢いるが、喜びの意味が人によって違うように、解消したいストレスもさまざまだ。

多くの人に共通するストレスもある。お金の悩み。仕事のプレッシャー。家族関係。孤独。健康問題。こういうタイプのストレスは自分ひとりでどうにかなるとは限らない。人種差別のように社会全体を覆う「目に見えないストレス」もある。貧困地域ほど飲酒の問題が急増しているのは、毎日がストレスとの戦いだからだろう。しかし、物事が思うようにいかないときでも、できることはある。まずは体に悪い液体でストレスを増やさないことだ。

ストレスの受け止め方を変えることも効果的。そこで瞑想の出番である。瞑想すると、ストレスと自分（全知全能のハイレベルな自分）の間に交渉の余地が生まれ、ストレスの原因を客観視できる。仕事の納期や意見の対立は確かに身に応えるが、身から出たさびではない。自分の体験をネガティブに解釈するとネガティブな感情が強くなるだけだ。

酒の力を借りれば、物事をよいほうに考えられるような気がする。考え方が変われば、どんなストレスも一晩で消えるはずだ。だから人はテキーラをあおる。しかし、しょせんくさいものにふたをするだけだから、翌朝になると悩みや不安や劣等感はかえって増してしまう。退治したはずの魔物が息を吹き返したかのようだ。目が覚めたら地獄に逆戻りである。

「ストレス」は負の感情の総称になっているが、感情を十把ひとからげにしてはいけない。どの感情にもメンタルヘルスを促進するための大切な役目がある。ヨガ・セラピストのグルメハー・カハールルサは『Senses of the Soul: Emotional Therapy for Strength, Healing and Guidance（魂の五感：心の強化、癒やし、ガイダンスのための感情セラピー）』（2012年）の中で、「重たい感情」を「誤解されやすいが、うまみのある友人」と表現し、「人間の感覚器は極めて精度が高く、感情はそのなかでも重要なパーツである。感情は情報の宝庫だ。トラブルを察知し、過去の傷を癒やす一助になり、誰もがゴールとする安らかで幸せな心境に導いてくれる」と論じている。

安らかで幸せな心境はゴールのみならず、スタート地点であり、心のデフォルト状態でもある。不安や怒りや悲しみの原因が取り除かれれば、心はおのずとその状態に戻る。心がホッとし、軽くなるのを感じるだろう。そういう心境になるためには言いにくいことをあえて言い、いやいや続けている仕事や人づきあいをやめる必要があるかもしれない。喜びという感情は、沈めても沈めても水面に浮かんでくる風船のように、いつでも心の中にある。

酒は鎮静剤と同じで感情を抑制する作用がある。だから、やめたとたんに小躍りしたくなったり、笑い上戸になったりしても不思議はない。しかし、最初の反動がおさまると、断酒によって意識がクリアになるだけに不安、怒り、悲しみといった感情の原因や背景が見えてくる。ここから、軽やかだった心は重苦しくなるのだ。

心の重荷は絶対にひとりで抱え込んではいけない。人に分かつと苦しみは半分になるという。AAの身上もコミュニティとしての機能にある。ハイレベルのピアサポートやピアカウンセリングを世界規模で、しかも無償で提供しているグループはAAをおいてほかにない。私はAAのプログラムになじめなかったが、試してみても損はないだろう。断酒をきっかけとして、ほかにも多彩な支援団体があることを知った。その一部を巻末にまとめてある。

ストレスのタイプや程度によっては専門家の力が必要だ。過去のトラウマ（痛ましい体験やショッキングな出来事による心の傷）と向き合うときは非常に深い河を渡ることになるので、専門家のサポートは助かるし、不可欠でもある。カウンセラーのネットワークや関連団体も巻末に挙げたので参考にしてほしい。もちろん、同志を見つけて話をするだけでも（私が第1回Club SÖDA NYCのイベントを自宅で開いたときのように）気持ちがラクになる。

うれしいことがあったら、かならず注意を向け、感謝しよう。ポイントは感謝だ。どれほどストレスを抱えていても、感謝の気持ちを忘れなければ、※2精神的にも心理的にもタフになり、自己評価や共感力が上がることは科学的に証明されている。笑顔になれる瞬間を大事にすることで、喜びが心の水面に顔を出し「ここにいます」と言ってくる。それが心のゆとりだ。喜びはいつでも自分を励ますために待機していると信じよう。

しかし、自然とそういう気持ちになれるとは限らない。人間は悪いほうに考えがちだ。だから重たい気分にとらわれ、無邪気にはしゃぐ人に白い目を向けたりする。やすやすと心のデフォルト状態になれる人を「おめでたい」とか「不謹慎」などと批判する。喜びをタブー視すると、自分自身も素直に喜べなくなる。調子に乗っていると思われたり、ねたまれたりするのが怖くて、ついウキウキする気持ちを抑えてしまう。

二日酔いの悲惨な体験談で盛り上がったことはないだろうか。みんなが不幸自慢をしているときにひとりだけ浮くのが嫌なら、自分もネガティブな思い出を披露するのが無難である。

だから、もう一度言わせてほしい。「ごきげん」は生まれ持った心理状態だ。最初から備わっている感情を味わうのに魔法の液体は必要ない。自分の感情を信頼し、尊重し、大切にすればいい。

これもソバキュリアンになって学んだことのひとつだ。「慣れないことに慣れる」のは飲まない生き方を貫くうえで大きな課題である。楽しくはないけれど、お宝を見つけるチャンスだ。

違和感を味方にしよう

違和感に違和感があるのは社会全体が重度の違和感アレルギーにかかっているからだろう。私たち現代人は体のどこかが痛かったり、かゆかったりすると、ソファに座ったまま当たり前のようにランチを注文し、ネットで買い物をすませる。消費文化とテクノロジーがタッグを組んだおかげで必要なものや欲しいものは、指一本で手に入る。一瞬にして希望がかなう。だから、いつまでたっても心と精神に丈夫な筋肉がつかない。

へびが脱皮するのを見たことはあるだろうか。へびは周期的に脱皮を繰り返すが、そのプロセスは（違和感ありありの）ゴツゴツした岩肌を見つけることから始まる。へびはそこに体をこすりつけ、表皮を裂く。裂けたところから少しずつ脱皮していくと、ピカピカの新しい皮膚が現われる。人間は違和感を覚えると酒に手を出すくせがある。そのくせを直し、飲酒の習慣（と飲酒に対する考え方）を改めるには、へびになったつもりで違和感を歓迎することだ。ピカピカの新しい自分に脱皮するチャンスなのだから。

私の経験上、こういう違和感はソバキュリデビューで起きやすい。飲まない週末をどう過ごしていいか分からないとき。女子会でひとりだけソフトドリンクを注文するとき。しらふで接待するときや友達の失恋話を聞くとき。仕事のストレスと酔わずに対面するとき。こういう場面で感じる違和感（脱皮と成長の機会）は、現実を見たことによる戸惑いと不快感にほかならない――しらふでどう振る舞えばいいのか。手持ちぶさたがバレたらどうしよう？　私って、こんなに人見知りだったっけ？　酒の切れ目は友情の切れ目？

視野を広げてみよう。前章でソバキュリがトレンドになっている理由を挙げた。そのひとつが21世紀のスピード社会に対する危機感だ。人類の未来を思えば、酔いつぶれている場合じゃない。一人ひとりが未来の担い手として自覚を持つ必要がある。問題を提起し、方向性を示し、環境問題に取り組み、多様性を認める社会を構築しなくてはいけない。グローバル化やテクノロジーの進歩によって不安定になる現代社会は、地球規模で違和感がまん延している状態でもある。それだけにスケールの大きな疑問を感じざるを得ない——社会にとって本当に大事なものは何だろう？　自分も問題の一因になっていないか。問題解決のために役に立つことはできるのか。

こういう疑問を考えるにはクリアな頭が必要だ。明鏡止水の心で言行一致をめざさなくてはいけない。TEDトークに登壇したジャーナリストのジョハン・ハリは「依存症の根本には……今にとどまることに耐えられない心理がある」と言った。目の前の疑問や問題に向き合えない、あるいは向き合おうとしないのは、慣れに依存しているからだろう。

哲学者でノンフィクション作家のダニエル・ピンチバックは先見性にあふれた名著『How Soon Is Now?: From Personal Initiation to Global Transformation（いつになったら今になる？　個の通過儀礼から地球規模の変革へ）』（2017年）の中で、現代を「集団的イニシエーション」の時代と定義し、「意識の時代」への過渡期と位置づける。「伝統的な地域社会（近代以前の文化）には子供から大人になったことを証明する通過儀礼があった」とピンチバックは指摘し、現代人は大きな危機（足がすくむような断崖絶壁？）に立たされているが、この危機は一人ひとりが未来の担い手として自覚をもつための試練でもあるという。

多くの通過儀礼には命の危険を伴う儀式があり、その儀式をとおして一人前になったことを証明する。エチルアルコールの一気飲みも命の危険が伴うが、それが大人への通過儀礼になったのはいつからだろう。

それならソバキュリも一種の通過儀礼ではないか。肩身の狭い思いをし、浮いた存在になるリスクを覚悟し、肌触りの悪い岩肌に心をすりつけ、脱皮を試みるのだから。

サンスクリット語の「タパス（tapas）」は「熱」を意味するが、ヨガの世界では「前向きに変わるために火中に身を置く」（ヨガインストラクターのステファニー・スナイダー）ことを指す。確かに苦しいポーズをキープしていると、筋肉が収縮して体がほてる。ポーズを続ける間は集中力を切らしてはいけない。すべては強さ、柔軟性、精神力を身につけるためだ。ソバキュリに置き換えると、周囲の反応に動じず、嵐が過ぎるのを待ち、成果にだけ目を向けることである。成果とは本当の友達が分かる、同調圧力が気にならなくなる、嫌な仕事に費やしていたエネルギーを本当にやりたいことに注げる、寝たい相手とだけ寝ることができる等々だ。

もう一度、言わせてほしい。断酒をして周囲にどう思われても動じることはない。嵐はかならず過ぎる。だから、我慢と気合と理解者と自尊心を大切にしよう。「なにかにつけてアルコールに頼るのは『少しのストレスにも耐えられません』と言っているようなものね」とステファニー・スナイダーは指摘する。「そんなのナンセンスだと思うわ。人生にストレスはつきものじゃない？」

慣れないことに慣れる勇気がわいてきただろうか。

心の知性を磨く

繰り返しになるが、私の普段の心境は緊張と希望が入り混じった状態である。緊張しやすいのは個性のうちと割り切り、受け入れ、いとおしく思うことさえある。昔は緊張感を酒でほぐそうとしていた。緊張する自分に耐えられなかったからだ。

ガリ勉の優等生だった私は、週に一度の締め切りに追われるキャリアを選んだ。今はフリーランスの身だから、次の仕事とギャラがいつ入ってくるか分からない（しかも、世界でも飛びぬけて物価が高く、競争と変化が激しい街に住んでいる）。緊張するのも当然である。

アル恋にかかりやすいのは、そんな緊張から一時的に解放されるときだ。長期のプロジェクトが終わりに近づき、キツい締め切りをクリアし、ギャラが入金されて来月の家賃が払えると分かったときがいちばん危ない。そんな日は飲んで羽目を外したくなるけれど、それは私の普段の精神状態ではない。酔いが回ればほかのストレスも消えて、もっとリラックスできそうだが、悲惨な結末が待っていることは分かりきっている。

私はこうして心の知性を磨き、アル恋の予防に努めている。今でもたまに飲みたくなるけれど、そんなときは嫌というほど味わった苦い体験を振り返り、ワインを飲んでも緊張がほぐれるどころか逆効果だったことを思い出す。その経験値をどう生かすのか。先手を打つのに役立てるのだ。緊張しやすいならヨガを日課にしたり、定期的に（体の深部まで揉みほぐす）ディープ・ティシュー・マッサージを受けたりして、未然にアル恋を防ぐ。

学校では心の知性について教えてくれない。そもそも今の社会は喜怒哀楽にかまう余裕がない。感情は魂のメッセージであり、前述のグルメハー・カハールサが指摘するように「精度の高い感覚器のなかでも重要なパーツ」だ。しかし、感情は神出鬼没で理屈が通用しない。制御不能になったり、予定通りに動かなかったりする。だから、「時は金なり」の世の中で無用の長物のように扱われている。

けれども、感情は無視されるのが嫌いだ。心身の状態について、重大な情報を伝えているときはとくにそうである。アルコールを始めとする薬物は、行き場のない感情をまひさせると同時に放出する作用もある。夜の街に出てストレスや悩みや悲しいことを忘れるつもりが、グラス片手に泣き崩れてしまった経験はないだろうか。それはストレスや悩みや悲しみがせきを切ったようにあふれ出てきたからだ。

ところが、感情のダムを放出しても心が晴れた気がしない。それは応急措置に過ぎないからである。感情が発するメッセージをキャッチして教訓にするには、「しらふ（さえた頭）」で耳を傾ける以外に方法はない。前述のマーク・ルイスはこう説明する。「研究結果から推察されるように（願望、渇望、感情の）抑圧は間違いであり、『自粛疲れ』を助長するだけである。誘惑に打ち克つには（欲求を抑えるよりも）心のもちようを変えるのがいちばん効果的だ。悪魔のささやきに耳をふさいであらがうよりも、そのささやきを外野の雑音と思えばいいのである」

心の知性を磨くことは自分にとってベストな判断をするための第一歩だ。グルメハー・カハールサもこう記している。「感情の声を意識して聴くことだ。たとえ不快な感情であっても、耳を傾ければ、間違いを指摘してくれるし、自分に欠けているところやそれをどう補えばいいのか教えてくれる。感情に振り回されるのではなく、感情を意識して行動する……そうすれば、たとえ課題が山積していても自分をいたわり、日常をコントロールできる。それが自信を回復し、自分を信頼することにつながるのだ」

では、具体的にどうすればいいのか。まずは腹を割って話せる相手を探そう。その人(たち)はどんな感情にも理解を示してくれるはずだ。私はヒーリングのセミナーや月の儀式に参加したり、ヌーミナスで紹介しているメンタルケアを実践したりして人脈を広げている。既存の支援グループに参加してもいいし、趣味を通じて話せる人を見つけてもいい。二日酔いで週末を棒に振っていたころとは違って、今はたっぷり時間があるはずだ。また、瞑想を日課にすると、自分自身を良き理解者にできる。

思いを言葉にすることは心を癒やし、感情を手なずけるのに効果的だが、方法はほかにもある。たとえば、ヨガをしていると「感情を広く深く理解できる瞬間が不意に訪れる」とステファニー・スナイダーは言う。たとえ自覚はなくても「涙が出てきたり、寒気が走ったりするのは感情が解き放たれた証し」だ。

好ましくない感情から逃げたくなるのは人情だが、そこをこらえることが大切である。その場にとどまり、心の動きを観察しなければ、いつまでたっても喜怒哀楽になじむことはできない。

さあ、深呼吸。

感情に向き合うのが怖いときは、これも重い気分（悪くはないが、うっとうしい気分）を受け入れ、理解し、根本から解決するチャンスと割り切る。そう考えると、心の水面に喜びが浮かんでくるはずだ。

それで思い出すのは近藤麻理恵の世界的ベストセラー『人生がときめく片づけの魔法』（サンマーク出版、2011年）である。読んだことがない人は世界に5人もいないと思うけれど、簡単に言うと、片づけと整理をテーマにした本だ。人生を目詰まりさせているモノを一気に処分すると心まで軽くなり、もっとハッピーになれるという。

捨てるモノと残すモノを決める基準は「持っていて心がときめくかどうか」。このベストセラーは基本的には実用書だが、著者は感情こそが物事を判断するものさしになると強調する。「感情を信じて行動する（『感情が発するメッセージを傾聴し、それに従って行動する』と解釈できる）と、本当に信じられないくらい、いろんなことがどんどんつながりはじめ、人生が劇的に変化していきます。まるで、人生に魔法がかかったように」

感情と向き合う作業も、心の泥沼をかき分けるのではなく、「心の片づけ」と解釈すべきだ。気持ちを整理し、心の知性を磨いていくと、心が軽く、明るく、前向きになる。自分の力で人生を切りひらく自信がつき、厳しい状況でも悠然としていられる。

喜怒哀楽は私たちを不都合な真実に導くかもしれないが、その先には「安心安全なゴールが待っている」と前述のグルメハー・カハールサは言う。「その境地に達すれば自分らしく生きられるし、どんな困難にも立ち向かえる。今は誰もが道半ば、修業中の身である」

修業の先には折れない心が待っている。

アルコールと自信のパラドックス

気つけのために1杯やる人は、昔の私を含めて少なからずいる。自信満々に振る舞いたいが、内心は真逆という場合だ。たとえば、知らない顔が並んでいる前で自分を印象づけたいとき。そしてクラブのフロアに立つとき——得意げに踊る客を囲んで人の輪ができているフロアはとくに手ごわい。どうしよう。意中の相手を口説くときや切り出しにくい話を切り出すときもそうだ。これを言ったら、相手の急所を突くことになるかもしれない、神経を逆なでするかもしれない、反発を招くかもしれないが、それでも言わなきゃいけないときがある。

あなたもこういうシチュエーションを酒の力で乗り切った覚えがあるだろう。しかし、酒で自信がつくことはない。酒は不安をごまかすだけだ。自信は心の中で育つものだからである。

では、どうやって自信を育てたらいいのか。よく知られている方法といえば――。

イメージトレーニング

苦手なことを堂々とやってのける自分を思い描く。私は講演の予定が入ったら、人前で上手に話す自分の姿を数日前からイメージする。本番ではイメージと一緒にポジティブな感情を思い出すとさらに効果的だ。

自己暗示

元気が出るフレーズや前向きなスローガンを繰り返し唱える。できれば声に出す。バカバカしいと思うかもしれないが、マイナス思考をプラスに変える有効な方法だから、試す価値は大！　ペットや鏡に向かって言うぶんにはさほど恥ずかしくないだろう。ちなみに、疑問形で唱えるのがプロのコツ。「私、どうしてこんなにスピーチがうまいのかしら？」というふうに。

パワーポーズ

背筋を伸ばし、胸を張り、あごを上げる。お手本はワンダーウーマンだ。社会心理学者のエイミー・カディによれば、堂々たる姿勢をとると、テストステロンが分泌され、勇気と自信がわくという。カディは『〈パワーポーズ〉が最高の自分を創る』（石垣賀子訳／早川書房、2016年）の中で「『私たちは自分自身の存在《プレゼンス》で説得する』のです。相手を説得するには、自分が自分に確信をもっていなければなりません」と述べている。

なりきり

あんなふうに（自信満々に）なりたいと思う「目標の人」を決め、その人になったつもりで自信のないことに挑戦してみる。そのときは「私、どうしてオプラ・ウィンフリーみたいにスピーチがうまいのかしら？」と唱えるのがお薦め。

人助け

ボランティアを始める、人の相談に乗る、困っている人に手を差し伸べる。誰かの役に立つことで、自己否定に代わって思いやりが生まれ、自分の幸せに気づくこともできる。

自信を育てる究極のコツはなんだろう？　それは怖いと思うことにあえてトライし、思ったほどではなかったと実感することだ。だからといって、息を止め、目を閉じ、手を合わせて、断崖絶壁から飛び下りてはいけない。そもそも恐怖や不安はそういうまねをさせないために生じる。恐怖や不安があるから警戒心が続き、五感がさえる。五感がさえると情報が集まるから、目の前の危険を分析し、次に取るべき行動が決まる。私が普段から抱える軽い緊張もそうだ。緊張感があるから慎重になれるし、集中力が続く。用心しながら綱渡りができるので5分おきにパニックにならずにすむ。最近はソバキュリや瞑想のおかげで心の知性が磨かれ、多少の緊張は外野の雑音として処理できるようになった。

恐れを克服する極意は挑戦（あえてトライ）だ。怖いと思うことをやってみて、思ったほどではないと分かれば、自信（自分に対する信頼）になる。再び怖い状況になっても今度は悠然としていられる。

それが自信のパラドックスで、Club SÖDA NYCのイベントでもたびたび話題にした。

怖いと思うことに挑戦するのはソバキュリデビューも同じ。酒を飲んで気が大きくなった実体験があったり、酒好きの武勇伝を聞いたりすると、飲めば自信たっぷりに振る舞えると思い込んだかもしれない。しかし、実際にはしらふで不安と向き合い、心の声にしたがって行動することが、自信を育てる近道だ。

でも、言うは易く行うは難し。酒で気持ちをごまかすようになったのは、いつからだろう？　仮に15歳のときだったとして、それ以来、酔えば度胸がつくと頭に叩き込んできたのだから、脳内には太い神経回路が出来上がっているはずである。神経回路を変更するには新しい行動パターンを根気よく繰り返すことが必要だ。前向きな変化を起こすには慣れないことに慣れなくてはいけない。

私は無意識のうちに、その訓練を何年も続けていた。AAにたどり着いたのはそのあとだ。ミーティングに出席したとき「依存症です」と言い切れず、「アルコールに対して無力である」と認められなかったのはなぜか。そのフレーズが前向きとは思えなかったからだ。私は自分の意思で酒を断った。あるときはダンスパーティーで、またあるときは夜の会食で自主的に飲まなかった。だからアルコールに対して、無力どころではない。自分の感情についても興味深く、謙虚に学んだ。自分がこんなに話し好きで、ひょうきんで、踊りがうまいことに初めて気づいた。

二日酔いのない朝に爽快感を覚えたら、今度はアルコールを必要としない自分を実感してみよう。人好きで、ひょうきんで、ごきげんな自分を感じ取ることができたら、1日の始まりとして最高ではないか。テストで満点を取った気分だ。

もちろん、ソバキュリデビューで毎回満点とはいかない。気まずくなり、冗談のひとつも言えず、ろくに踊れないかもしれない。会話のきっかけがつくれず、言いたいことが言えず、話がうまく伝わらないかもしれない。けれども、そんなときに感じる戸惑い、不安、怖さは心が発するメッセージだ。「深刻な話は別の機会にしなさい」とか「本音を言うなら言葉を選びなさい」とか、仕切り直しが必要なことを教えている。端から見れば、変なやつ、浮いているやつ、嫌味なやつと映るかもしれないけれど。

人目が気になったら、右側側頭頭頂接合部（人にどう思われるか推測する脳の部位）を黙らせばいい。

私は、飲んでいたころの自分よりも今の自分を頼もしく感じる。感情（と感情から出る言葉や行い）に全幅の信頼を置き、尊重できるようになったからだ。結局は、どんな感情も喜びに続く道を地ならししているのである。

第6章

223　酒で心はごまかせない

第7章

しらふでハイになる

私が運営するウェブサイト・ヌーミナスは「ナウ・エイジ」をスローガンにしている。「ニュー・エイジ」に欠かせない占星術、ヨガ、瞑想、ヒーリングといったツールは「今《ナウ》」の時代にこそ必要と考えるからだ。こうしたツールはソバキュリアンに転身し、自分を見つめ直す際にとても参考になったし、めまぐるしく変化する21世紀を正気で生き抜くためにも欠かせないと思う。現代は人間同士の絆が薄れ、テクノロジーと嗜好品があふれ、依存症を助長するかのように簡単に欲求を満たせる時代だ。しかし、これらのツールを活用すれば、心身のエネルギーの〝周波数〟が上がる。すなわち、細胞内の原子の振動数が上昇し、森羅万象をつなぐハイヤーパワーと交信しやすくなるのだ。

なぜ周波数を上げる必要があるのか。それは気持ちが前向きに、穏やかに、寛容になり、喜びを感じる機会が増えるからである。そう、周波数の変化は心境の変化となって表れる。

生体エネルギーの周波数を研究して30余年になるデイビッド・R・ホーキンス博士は※1情動や感情を数値化し、「意識の一覧表」なるものに表示している。1から1000までの「意識指数」を見ると、最下位の「引け目」の周波数はたったの20、下から2番目の「罪悪感」は30だ。上位では「勇気」が200、「愛情」が500、「喜び」に至っては540。唯一の700超えは「悟りの境地」である。

ちなみに周波数の違いは感情の善悪や優劣を表わすものではない。周波数の低い感情（引け目、罪悪感、怒り、悲しみ）も高周波の感情と同様に意味がある。どんな感情も魂が発する大切なメッセージを含んでいるからだ。幸いにも私たち人間は意識の動物であり、低周波の感情に耳を傾け、そのメッセージを受け取り、心の周波数全体を底上げできる。要するに、好ましくない感情を根本から癒やし、調整できるのだ。

具体的にどうすればいいのか。

キーワードは「意識」である。何を信じ、考え、判断の基準とするのか意識づけることだ。自分を取り巻くエネルギー圏の中にどういう情報、人間、嗜好品を入れていいのか選別すればいい。つまり「心の周波数を高くする」ことは意識を高くもつことにほかならない。そうすれば、確かな情報をキャッチし、取るべき行動を決め、心身の健康を保つことができる。

フーッ。周波数の話はもうたくさん？　それでは話題を変えて「意識を高くもつ」とはどういうことか、それが飲酒による気分の変化にどう絡んでくるのか、本書で学んだことや実体験をもとに考えてみたい。

アルコールの実際の効果と期待される効果にギャップがあることはすでに説明したとおりだが、こんな矛盾もある——ハイになりたくて飲んでいる酒には麻酔と同じ作用があり、その鎮静効果によって気分は（最初は上向きでも）結局、下向きになってしまう。気分ばかりか意識のレベルも低くなるようだ。だから、二日酔いとともに不安、焦燥感、後悔といった（しつこいようだが、周波数の低い）感情が生じるのだろう。

しかし、それでは突然の喜びがどこからわいてくるのか説明がつかない。私は酒をやめてから、特別にうれしいことがあったわけでもないのに多幸感を覚えることが多くなり、断酒を続けるうちに踊り出したい気分に駆られ、ストレスに対して、ドンと来いの精神で対処できるようになった。飲まないことでハイの状態が続いたのである。ということは、ハイは心の初期設定で、アルコールという麻酔が切れたから元に戻っただけではないかと考えた。その考えはホーキンス博士の見解ともマッチする。博士は著書の中で「薬物の実際の効果は低周波の感情を抑制するだけである。その結果、薬物の使用者は高周波の感情だけを体験するようになる……しかし、後者は新しく発生するのではなく、もともとあった感情が意識に上ってくるだけだ」と記している。

英語の「ＨＩＧＨ（ハイ）」は古代のサクソン語、ノルド語、デンマーク語を語源とし、「壮大、重大、畏れ多い」という意味合いがあった。オンライン語源辞典によると、ハイが「酒に酔ったときの多幸感や高揚感」を表現するのに使われ始めたのは1620年ごろ。ほかの薬物の影響を「ハイ」と言うようになったのは1930年代に入ってからだ。人類がハイを求めて酒を飲む歴史はかくも長い。それはアニー・グレースの言う「酒の味を知らなかったころの満ち足りた気分や安らぎ」を得たいからだろう。

幸い、今は空前の情報時代。人間の意識が爆発的に高くなるチャンスである。インターネットが普及したおかげで多くの情報を収集できるから、そのぶん見識が広がる。自分の考え方、価値観、判断基準を見直し、オーラを高める情報、友人、嗜好品を選別するのにもってこいの環境だ。しかし、限度はある。人知を超える災害などが起きた場合は選択肢の幅はどうしても狭くなる。

そんなときでも自分の可能性や選択肢を探るには学習が大切だ。好奇心をくすぐるテーマからスタートし、自分にとって、またコミュニティにとって、どういう選択肢があるのか調べてみる。支援グループや手本になる人が見つかると心強いし、自分の力で人生を切りひらけると確信できる。

ひとつエピソードを紹介したい。昔の私のように、人並み以上ザル以下のソーシャルドリンカーには耳が痛いかもしれない。それはClub SÖDA NYCのイベントでの出来事だ。質疑応答の時間に参加者のひとりが手を挙げて「ほどほどに飲むことをどう思いますか。飲む量を減らすだけではダメでしょうか」と尋ねた。それに対して私は「アルコールが幸せを運んでくると信じているなら、ほどほどもありだと思う。酒のおかげでリラックスできる、人と仲良くなれる、元気が出る、楽しい気分になれると本気で信じているなら、ね。でも、ここに来たところをみると、そうは思っていないんでしょ？　飲まない生き方を選ぶなら、外野の言うことより自分の心と体を信じなくちゃ。量を減らしてまで飲みたいと思う本当の理由は何だと思う？」

私は質問者にイベントの主旨を説明し、しらふでも十分にハイになれると力説した。二日酔いという悲惨なツケを払わなくても、心の波動を天まで上昇させることはできる。

次の質問は「だったら、どうすればいいんですか」だが、それを今から説明したい。

歌う、踊る、語る、静かなひとときを堪能する

前章でも触れたけれど、私が断酒を考えていることを打ち明けたとき、親友は「どうして!? 楽しく飲んでるだけじゃない！」みたいなリアクションをした。

そのとき彼女は私と一緒に出かけたイビサ島旅行を思い出したのだろう。私たちが屋上のビアガーデンで笑って、踊って、〝楽しく〟飲んでいたら、婚約したばかりのカップルが記念のシャンパンボトルを差し入れてくれた。私たちは拍手喝采でカップルを見送ったが、シャンパンの泡が鼻の奥をくすぐり、祝福ムードで胸がいっぱいになった。あの旅行ではよく歌い、よく踊った。ビーチで飲んだのは、確か、薬っぽい味のハーブリキュールと極上のモヒートだ。旅を終え、空港に向かう途中で息をのむほど美しい夕焼けを見たときは万感こみ上げ、涙がこぼれた。ああ、人生ってすばらしい！

そんなユーフォリク・リコールとともに思い出すのは、文化人類学者のアンジェレス・アライエンの言葉だ。ダンスセラピーの生みの親として知られるガブリエル・ロスの著書

『Maps to Ecstasy: A Healing Journey for the Untamed Heart（エクスタシーへの案内図：心を手なづける癒やしの旅　改定版）』（1998年）の序文で、アライエンはこう記している。「シャーマニズムの社会では、失意や失望を抱える者がシャーマン／呪術医のもとを訪ねると、4つの質問のうち、どれかを聞かれる——いつから踊っていないのか。いつから歌っていないのか。いつから物語に感動していないのか。いつから静寂を楽しめなくなったのか」。アライエンは歌、踊り、物語、静寂（瞑想）を「心の万能薬」と呼ぶ。

この4つは心の薬であると同時に、魂の言語でもあると思う。アライエンの言う失意や失望は魂のメッセージを傾聴しなくなったときから始まる。それは、大人の自覚が芽生えたときだろう。毎日のように歌い、踊り、お話を聞き、静かにお昼寝するのは幼稚園までで、それ以降は一人前の社会人になることに忙殺されてしまう。心の初期設定である満ち足りた気分や安らぎを取り戻すには、この4つを再開し、心を癒やし、魂の言語を学ばなくてはいけない。

大人にとって歌、踊り、物語（噂話を含む）は酒と一緒に楽しむものでもある。酔いが回ると、まっさきにやりたくなるのがこの3つだ。静寂はひとり酒で味わうことができるが、ひとり黙々とワインをあおるのは飲酒のレベルが危険領域に入った証しかもしれない。ソバキュリアンになって10年以上たつだが、今こうして座っていても、ひとりグラスを傾けた日々を懐かしく思い出す。静かな雨の日の午後、カシミアの毛布のように重厚な空気に包まれて飲むワインは厳かな味わいだった。

しかし、厳然たる事実として、こういう気分を味わうのにアルコールは必要ない。とはいえ、大人のたしなみを覚えたときから酒と娯楽をセットにして脳にインプットしてきたことも事実だから、心と体を説得するには多少の努力が必要だろう。

心身ともに健やかな毎日を送り、思いがけない喜びに出合うためにも日常から酒を抜くだけでなく、日常に何を取り戻すべきか意識することが大切だ。第4章で紹介したドライドランクの特徴を覚えているだろうか。ロージー・ボイコットは「人は、酒さえやめれば人生はうまくいくと信じて酒をやめ、あとは状況が好転するのをじっと待っている。最高の楽しみを犠牲にしたのだから、見返りがあって当然という態度だ」と表現した。

酒をやめると確かに人生は好転する。それは保証できる。しかし、しらふでハイになるには、じっと待っていてもらちがあかない。「自分のエネルギーを元気にするには何をするべきか」自問する必要がある。

価値あるハイは努力の価値あり

「気楽に生きた先人を羨ましいと思ったことはない。羨ましいのは、困難な人生をみごとに生きた偉人である」

――第26代アメリカ大統領　セオドア・ルーズベルト

私が飲んで得ようとしていたのはくつろぎ、解放感、親睦、陽気な気分、非日常感だ。幸い、こうしたハイな状態は、しらふで十二分に味わえる。しかし、天然のハイは少々勝手が違い、テキーラ・スラマーを一気飲みするようなわけにはいかない。ナウ・エイジは瞬時に欲求を満たせる時代であり、欲しいものは、気分さえも、ボタンひとつ（ピル1錠、グラス1杯）で手に入ると思われているが、現実は違う。

さきほどのルーズベルトの演説には「血と汗と涙を伴うものでなければ、持つ価値も試す価値もない」という前置きがある。むろん、しらふでハイになるために、血や涙を流す必要はないが、多少の汗は必要だろう。たとえば、つきあう仲間、遊び方、遊ぶ場所を選ぶときだ。そのためには第2章で詳しく説明したとおり、楽しく充実した人づきあいとは何なのかを根本的に見直す必要がある。

天然のハイは化学物資によるハイに比べて地味なうえに、なかなか計算どおりにいかない。「Xをしたら、必ずYな気分になる」とは限らないのだ。せっかく芽生えた天然のハイをストロングビールで押し流すことに慣れてしまうと、ハイになったことにさえ気づかないかもしれない。ファストフードばかり食べていたら、野菜料理の繊細な風味が分からなくなるのと同じである。

これから、私が推すしらふでハイになる方法を紹介していくが、どうか偏見をもたずに最後まで読んでほしい。試す前から拒絶反応が起きるとしたら、それは過去の失敗や先入観のせいかもしれない。まずは飲まない人生がどんなものになるかイメージしてみよう。二日酔いから解放された自分仕様の人生だ。依存症治療の専門家でヨガインストラクターのトミー・ローゼンは「薬物中心の生活になると、楽しいのは薬物を使用している間だけになり……薬物が切れると、パーティーが終わったように感じる。けれども、パーティーは終わっていない。始まったばかりだ。未体験のパーティーの始まりである」と述べている。

リラックスするには

○ネット断ち

去年のクリスマス休暇はカリフォルニアのジョシュアツリー国立公園で過ごしたが、うかつにもWi-Fiが使えない宿を予約してしまい――たった1日で5年分くつろぐことができた。全身の細胞が脱力したかのような、のんびり気分。まさに至福の時間だった。それは(仕事用の)インスタグラムにアクセスできなかったことが大きい。それ以来、平日の夜と週末はインスタのアプリをスマホから削除することにし、日常生活でも至福の脱力感を満喫している。

フェイスブックやユーチューブでもそうだが、投稿や動画が更新されると、つい気になって、注意を奪われる。そのたびに頭が回転し、心が反応する。だから疲れる！　そこで電子メールの出番だ。私はメールの受信に厳しい制限を設け、執筆作業の妨げにならないようにしている。文章を書くには精神統一が必要で、アプリの通知に気を取られている場合ではないからだ。

○手仕事とクロスワード

ワーカホリックの私にとって、このふたつはいい気晴らしになる。仕事にかける情熱は夢をかなえる原動力になるが、たまには、その情熱を心の休養に振り向けなくてはいけない。ソバキュリ仲間によれば、なにか（彼女の場合はデモ行進で掲げる、嫌味の効いたプラカード）を手作りしていると、アルコールを好む脳の部位が喜ぶという。つまり、ワーカホリックな自分に、手仕事というオモチャを与えておけば、魂（ハイレベルな自分）を休めることができるわけだ。私と同じ文系の人にはクロスワードもオモチャになる。塗り絵、コラージュ、料理もお薦め。

◯泣く

私は涙もろい。ハンパなく涙もろい。うれしくて泣き、悲しくて泣き、腹が立っては泣き、熱弁をふるっては泣く。歌いながら、踊りながら涙が出ることもあるが——泣き上戸になったのは、ひとえにソバキュリの二次効果と気づいた。でも、涙を流すと心が晴れ晴れし、文字どおりリラックスできる。昔は毎日のように喉が痛かった。不安や心配事があるときは、とくに痛んだ。泣くのをこらえていたら、知らぬ間に声帯の筋肉に負担をかけていたらしい。当時はいい大人が泣くなんて、みっともないと思っていたのだ。涙が心のデトックスとして歓迎されれば、世の中は変わるのではないか。涙には緊張、ストレス、怒りなどを発散する作用があり、人の心を安らかで満ち足りた本来の状態に戻してくれる。水はたまると重くなる。涙を出せば、心が軽くなるのは当然だ。

涙を肯定すると、どんな効果があるのか。2017年の『The Work』というドキュメンタリー映画に極端な事例が出てくる。この作品は、カリフォルニア州のフォルサム州立刑務所で実施されるグループセラピーに密着していて、受刑者たちが不遇な生い立ちや服役に至った経緯をひとりずつ語る。父親の不在。出口の見えない貧困。受刑者たちは口々に「男らしさ」とは屈強で弱さを見せないことと言い切る。そんな彼らが泣くことを許され、せきを切ったように涙を流す。激しく、すさまじい、浄めの雨だ。雨がやんだあとは、誰もが落ち着く。このグループセラピーは20年前に始まったが、受講した受刑者の再犯率はゼロである。

解放感を味わうには

○歌う

〝歌をやめた〟のは13歳のころだ。友達の誕生会でカラオケを歌ったら、マドンナのようにはいかなかったからである。その後も酔った勢いで何度かカラオケに行ったが、いつも恥をかいて終わってしまった。苦手な歌を久しぶりに解禁したのは、初めてしらふで参加した女子会旅行だ。

二次会はカラオケと聞いていたので、一次会だけつきあうことに決めていた。（注：ソバキュリデビューで散々な思いをしたら、この「二次会パス」という手がある）。ところが、一次会があまりにも楽しかったので、予定を変更して二次会に参加したら――マイクを手放せなくなってしまった！　ブリトニー・スピアーズの『トキシック』（ベタすぎ？）をまさかの熱唱。酒という麻酔を一滴も飲んでいないので、歌詞に込められた情感がひしひしと心に伝わる。心臓から肺、顔、頭のてっぺんまで歌の世界観に酔いしれた。

同じ現象はカラオケ以外でも起きる。めったに行かない教会で賛美歌を歌うとき。ライブやコンサートで大合唱するとき。カーラジオから流れてくる曲に合わせて鼻歌を歌うとき。そして、ヨガのレッスンでマントラを唱えるときも（冗談ではなく本当に）。独唱であれ合唱であれ、メロディーに乗せて声を発する快感は格別だ。宇宙のリズムと一体化するような気分になる。そんな快感に〝酔える〟のもしらふならではの特典だ。

○踊る

これもしらふではできないと思っていた。3歳のとき、母親に連れられて観に行ったミュージカル映画『グリース』にすっかり感化され、ダンスシーンの振り付けをまねては「ルビーはダンサーなの！」と半年間くらい得意になっていた。そんなダンサーズ・ハイも10代後半からアルコール・ハイやドラッグ・ハイに取って代わってしまったが――クロアチアの「新月の夜会」で事情が一変したのは第1章に記したとおり。そのとき、どんな心境の変化があったのか。

ソバキュリとはあらゆる自分を受け入れることでもある。体が音楽に反応したときに目覚めるワイルドでセクシーで目立ちたがりの自分もそのひとつだ。ところが、最近はワイルドでセクシーで目立ちたがりの人種がよくも悪くもバズる時代だから（本人はいいつもりでも、はた目には裸の王様にしか見えなかったりする）、それは恥ずかしい自分、封印すべき自分、酒の力を借りないと解放できない自分になってしまった。クロアチアでの私はソバキュリデビューの積み重ねが実を結び、ワイルドでセクシーで目立ちたがりの自分を遠慮なく解放し、踊り明かすことができた。その気分は会場全体に伝わったようで、ほかの人も続いてくれた。

ダンサーズ・ハイを得るには自主トレを積んでおくといい。踊り出したくなるほど感激したときに、タイミングよく好きな曲が流れてきたら、誰も見ていないところでワイルドに体を動かし、リズムに身を任せてみよう。目を閉じてもかまわない。リズムに乗せて体を動かすことが快感になったら、しめたもの！　そのうちパーティーでも人前でも、ワイルドでセクシーで目立ちたがりの自分を解き放ち、心ゆくまで踊れる日が来る。

◯学ぶ

学校の勉強は偏差値、成績、テスト、競争が絡んでくると、とたんにつまらなくなる。競争も勝てるうちは楽しいが、負ければ劣等感になりかねない。資本主義のおかげで競争原理は社会全体にまん延してしまった。けれども、学ぶことだけを目的にした勉強は好奇心をくすぐる対象をひたすら追いかけることだから、ほとんど恋愛と同じである。

飲まない生き方を意識し始めたころ、やっとの思いで手に入れた『タイムズ』紙の仕事に疑問（ほかにやることはないの？）を感じるようになった。その疑問が解決すると、今度は、「1日中、勉強したり、考えたり、人に話したりしても飽きないことって何だろう？」と思い始めた。その答えが占星術だ。占星術の学習がヌーミナスの開設、魂の覚せい、デビュー作の執筆、ソバキュリアンへの転身につながり、現在に至っている。「楽しい」と「退屈知らず」は表裏一体だ。飲まない生活を退屈に感じたら、どんなに勉強しても考えても話題にしても飽きないことを探すといい。

自分の好きなことを再確認するには、まずネット断ちである。新着情報の通知や珍しいねこの動画に気をとられずにすむから、自分の関心が本当はどこにあるのか分かる。「再確認」と言ったのは過去にヒントがあるかもしれないからだ。幼いころに夢中だったことは？　宿題や同調圧力や請求書を知らなかったころに好きだったことは何だろう。夫のお座はWi-Fiのない旅先で、DJに命をかけていたころの自分を思い出した。まっとうな仕事に転職してから頭の中は出世のことばかりで、集めたレコードもすべて処分してしまった。しかし、旅から戻ったあと、奮発してデジタル式のターンテーブルを購入。今では日曜日になると1日中ミキシングに精を出している。自宅で踊るのが趣味の私にとってはウィンウィンだ！

○冒険

科学的に証明されている事実だが、危険をおかすとドーパミンが分泌されて、テンションが上がり、痛みをまひさせるアドレナリンが脳内を駆け巡る。アルコールなどの薬物にも同じ作用がある。しかし、酒を飲む代わりにバンジージャンプをしたり、サメの群れと泳いだりする必要はない。スマホを持たずに近所を散歩するのも冒険のうち。ホームレスのシェルターでボランティアをする、初対面の相手と名刺を交換せずに会話を続ける、そして、ソバキュリデビューも立派な冒険だ。私たち現代人は慣れないことを拒絶する〝習慣病〟にかかっているから、冒険ネタは意外と簡単に見つかるだろう。心の安全圏を飛び出し、スリル満点の未体験ゾーンに足を踏み入れてみよう。

未体験のことに挑戦すると、時間の経過が遅く感じられ、充実感が増す。それは脳が新しい情報を処理することに忙しくなるからだ。次の展開が読めないだけに、一つひとつのプロセスに細心の注意を払わなくてはいけない。こうやって脳がフル回転するのも、しらふだからこそ。酔っ払うと、記憶を更新する脳の部位は一時停止してしまう。だから、暇つぶしに飲んでも楽しくないのだ。

親睦を深めるには

◯コミュニティを見つける

コミュニティは単なる集まりではない。趣味、試練、目標、価値観などを共有する同志の集まりだ。ソバキュリ仲間と出会うには、自分でサークルを立ち上げてもいいし、AAのミーティングに出席してもいい。スポーツチーム、読書サークル、同人誌のグループ、社会運動に参加するのもありだ。学びをとおして同志が見つかることもある。私は占星術の研究をきっかけに、不思議な縁を感じる人たちと出会い、飲み友達以上の絆を深めることができた。その人たちは心の波動が高く、私の波動まで上げてくれる。

量子力学の世界では、振動数の高い物体（人間も？）は周囲の物体の振動数をも引き上げると言われる。だから、つきあう仲間は慎重に選んだほうがいい。ちなみにアルコールは、知らぬ間に心の振動数を下げ、周囲の士気まで下げてしまうので絶対に控えよう。意識のレベルを高くすると、自然と意識の高い人たちが集まってくる。

◯胸の内を話す

本当のことを言うには勇気が必要だ。私たちは角が立つのを避けるため、調子を合わせるため、家庭や職場の和を乱さないために本音を飲み込むのがくせになっている。本音を隠すのはうそをつくのとは違うけれど、正直でないことに変わりはない。私にも本音が言えず、事実を伏せていた時期がある。単純なところでは、夫に夫婦生活の不満を言い出せなかった（当時は自分の気持ちを言葉にするのが苦手だった）。複雑なところでは、やぎ座のことを母親に打ち明けられなかった（話すまでに20年かかった）。現代人はしらふで胸の内を明かすことに慣れていないが、そのせいで気持ちが混乱し、心が重くなっているのかもしれない。

○社会貢献

コミュニティを団結させるものは何だろう？　助け合いと奉仕の精神だ。人の役に立ちたくなることは断酒の二次効果として広く知られ、※2人助けは断酒を続ける励みにもなる。人は何かに「病みつき」になると極端に視野が狭くなり、自分の欲求を満たすことしか考えなくなる。どこまで内向きになるかは依存の程度や対象にもよるが、ＳＮＳとオンラインゲームは社会貢献の機会を奪う二大要因だ。

私はソーシャルドリンカーをやめてから、仕事をとおして人に尽くしたいと思うようになった（記者だったころは各界のセレブに囲まれ、自分の評価を上げることにとらわれていた）。ボランティア活動に励んだり、ヌーミナスを通じて若者の相談に乗り、関心のある社会問題について発信したりするのはじつに気持ちがいい。禁煙と同じくらいに健康的だ。

寄り添うだけでも人の役に立てる。困っている家族や友人のそばにいることもひとつの貢献だ。仕事に追われて食べる暇もない同僚にランチを差し入れたり、SNSのフォロワーに向けて元気の出るメッセージを発信したりしてもいい。身近なコミュニティに貢献することは世の中を変える第一歩である。

陽気になるには

◯4体健活

この健康法は肉体、精神体、感情体、霊体（魂）の4体をケアすることだ。私は各体を意識するようになってから健康観が変わった。日課のエクササイズをとおして「気」を起こし、魂と交信し、瞑想しながら煩悩を手なづけると、自分の思考、感情、環境もアルコールと同様に「害」になり得ると分かった。

たとえば、長年抱えてきた胃腸のトラブル。効くと言われることはすべて（食物繊維を多めに摂る、乳製品を断つ、腸内環境を整えるサプリを飲む等々）試してもダメだったのに、酒をやめたら一気に解消した。結局、原因は何だったのか。酒で胃腸が荒れたのも事実だけれど、それ以上に、10代から引きずっていた心のわだかまりを消化できなかったことが元凶だったと思う。どうして健活で陽気になれるかといえば、飲まずに寝た夜のオーガズムな眠りと同じ結果が得られるからだ。4体そろって健やかになると、体はポカポカ、心はウキウキ、魂はご満悦である。

○食を楽しむ

その昔、パーティー会場を出ようとするうお座を引き留め、あと1杯だけロゼを飲ませてくれとせがんだことがある。「ああ、おいち〜」。飲み過ぎて、ろれつが回らなかった。そんな私がソバキュリアンになったら、ワインの味が変わった。まるで毒を飲んでいるみたいだ。魅惑の毒ではあるけれど、腐りかけのジュースみたいに酸っぱく感じる。味覚が正常に戻ったせいか、こんなものを飲んだら、せっかくの料理がまずくなると思うようになったのだ（「ワイン抜きのディナーなんて」と嘆くであろうあなたに朗報）。

ロゼ（苦みの効いたIPA、爽やかな味わいのソーヴィニヨン・ブラン、ハーブの香りのドライマティーニ)を味わう機会を失った当初は、喪失感を埋めるかのように甘い物が無性に欲しくなった。舌が物足りなさを感じたのだろう。しかし、新たな味わいを探すうちに、食べる喜びが復活した。それ以来、好きなものを好きなときに存分に味わっている。やけ食いではない。やけを起こして食べ物にあたることは厳に慎しまなければいけない。私も女性のひとりとして、食事制限をしていた時期があったが、ソバキュリアンになってからは(自分を受け入れられるようになったおかげで)制限がいっさい不要になり、一滴も飲まなかった〝ごほうびとして〟「デザート/パン/炭酸飲料くらいはいいか」と思うようになった。おかげで糖分(砂糖も依存性が高いので要注意)をむさぼることはもうないけれど、食べる楽しみは続いている。今では甘い物をごほうびにする必要もなくなった。

○セックス

アルコールが入らないと、セックスはどうなるのだろう? 回数は増える、減る? クオリティは上がる、下がる? ソバキュリとは、とどのつまり自分の体に正直になることだ。体に正直になると、感情や欲求にも素直になれるので、次に取るべき行動がピンポイントで分かる。だから、セックスも充実すること間違いなしだ。私は、ワイルドでセクシーで目立ちたがりの自分を解放するコツをつかんでから、体の欲求を聞き取り、かなえてやることが上手になった。

最初のうちはセックスに関する要望を口に出すのが死ぬほど恥ずかしかった。中学2年生のクラスで性教育を担当し、オーガズムの仕組みを説明するようなものである。女性の性欲に対する偏見と誤解は今もある。昔の私はベッドの中でひたすら他力本願だった。一般的にうお座の男性は察しがいいと言われるが、占星術に頼るのもそこまで。かつての私のようにアルコールを介して喜びを得ていると、そっちの悦びもアルコールまかせになってしまう。ソバキュリアンになった今はそんな自分から卒業した。いつ、どんなセックスがしたいか、堂々と意思表示できる。４体健活のなかで、いちばんうれしい効果だ。

非日常感に酔いしれるには

○音楽

理性を司る左脳の世界に生きていると、別世界にトランスできる右脳体験が無性に恋しくなる。たまには日常を離れて……ひたすら陶酔感に浸りたい。音楽は、アルコールと同じで、合法的かつ身近なトランスツールだ。多神教の儀式に酒と音楽が欠かせないのもうなずける。情動をつかさどる扁桃体にとっては音楽だけでも十分な刺激になるので、言葉を交わさなくても非日常感を味わうことができる。音楽は魂の言語だ。

夫のうお座が趣味としてＤＪを再開したのも、アルコール不要でトランス状態になれることを実感したからだろう（自宅で皿を回してくれるから、私も一緒にトランスできる）。最近では、夫婦そろってクラブ通いを再開した――もちろん、しらふで！ 40代で！ 酒をやめたら、クラブ遊びもやめなくてはいけないと思い込んでいた（歳のせいもあるが、そう考えるのは年齢に対する偏見？）。20～30代の私にとって、クラブとアルコールは切っても切れない縁で結ばれていたが、久しぶりにクラブに行ったら、当時と同じように音楽の魔力に酔いしれることができた。

日常に音楽を取り戻すには（誰でも10代のころは推しのミュージシャンがいたはず）、音楽を4体健活に組み込むといい。音楽検索アプリのＳｈａｚａｍをダウンロードし、外出先でごきげんな曲に出合ったら、すかさず曲名をチェックする。Ｓｐｏｔｉｆｙのラジオ機能を使えば、新進アーティストを発掘できる。ちなみに、コンサート会場やクラブでは酒のグラスを手に持つ必要はない。サウンドを体感することに集中するだけで別世界へワープできること請け合いである。

○ヒーリング（とくに呼吸法）

#HealingIsTheNewNightlife（#ヒーリングは新しい夜遊び）というハッシュタグを最初に発信したのはヨガインストラクターのアマンダ・カポビアンコだ。アマンダはブルックリンのウィリアムズバーグに引っ越してきた当初、ニューヨークの夜遊びは、小さなバーで生演奏を聴きながらグラスを傾けることだと思っていた。それがいつしかサウンド・バスや新月鑑賞会やブレスワークに変わったという。ブレスワークは音楽を採り入れた癒しの呼吸法だ。邪気を払う効果が絶大で「泣けるオーガズム」とでも言うべきデトックス作用がある。

私がブレスワークを初めて体験したのはブルックリンの公園に設置されたティピー（円

錐型のテント）の中だったが、しらふであんなにハイになったことはない。終わったあと、首から上はイースト川を漂い、首から下は幸福感でいっぱい。残りの人生はハグだけで生きていけると思ったほどだ。しかし、本当に意識がトリップしたのはブレスワークの最中である。思い出のシーンがフルカラーで走馬灯のように浮かび、自分の気、周囲の気、宇宙の気を肌で感じた。催眠療法、クンダリーニヨガ、シャーマン・ヒーリングでも似たような体験ができる。クンダリーニヨガは呼吸をとおして気の滞りを改善し、シャーマン・ヒーリングは潜在意識の深遠さをのぞかせてくれる。そこに酒やドラッグの出る幕はない！

◯瞑想

しつこいようだが、飲まない生き方を（楽しく）続けるためのツールとしてぜひ活用してほしい。前述のトミー・ローゼンがいみじくも言うように、瞑想は「依存の対極」にある。じっと座ったまま自分という存在に全神経を集中させなくてはいけないからだ。自分という存在には神秘的で次元の高いハイレベルな自分が含まれるが、私たちはその自分をいとも簡単に忘れ、封じ込め、意識の隅に追いやってしまう。それは頭と体を酷使し、左脳だけで生きているからだ。酒が入ると、ハイレベルな自分になれる気がするのはアルコールが左脳の働きを停止させたからにすぎない。だから瞑想なのである。瞑想すると、自分のすべてを今ここで実感できる。瞑想は無料のプラチナチケットだ。このチケットを手に入れれば、存在するだけで歓迎される世界に行ける。

というわけで、天まで高くハイになるための私なりの工夫をご紹介した。習慣づけるには多少の努力が必要なものもあれば、呼吸のごとく自然になじむものもある。自分にぴったりの方法を見つけるには好奇心に従うこと。そして、トライする前から結果を決めつけないことだ。未体験のことにチャレンジしたら、否定的な体験ではなく収穫のほうに目を向ける。どうしてもテンションが上がらないときは、ひとまず座り、心の声に耳を傾けよう。谷があるから山がある。それは心の状態にも言えることだ。

こんなハイもある！

しらふでハイになるアイデアがもっと欲しい？　だったら、ソバキュリアンたちが実践している心の周波数を上げる方法を参考にしてみよう。

電話を持たずにウォーキングするのが好き。余計なことを考えずにすむし、今ある幸せに改めて感謝できる。すれ違う人みんなに心の中でエールを送るわ

体験型の美術館に行く

犬を見かけたら、すかさずなでる。心ゆくまで、なでまくる

度胸試し！　興味はあるけど近寄りがたい人にあえて話しかけてみるとか、地下鉄のホームで軽くダンスするとか、行き先を決めずに近所を探検するとか。とにかくアドレナリンが出ることをやると自信がつくよ

エクササイズ。とくにヨガとエアロバイクがお気に入り。ヨガは自分の心や魂に触れるきっかけになるし、自分の中の“自分”を発見できる。エアロバイクを漕いでいるときれいになれる気がして、体の芯から元気がわいてくるの

チョコレート味のスムージー

量子物理学（物体、現実、仮想の成り立ちを知るとクスリ以上にぶっ飛べる）を勉強する。海で泳いだり、波に体をあずけたりするのもいいね。あとは将来の夢や目標を家族に話すことかな

週末の朝に目覚めの良さを実感すること。ほかの人は二日酔いかもしれないけど、私は別！

第8章

酒の席につきあう

どうして「断酒」ではなく「ソバーキュリアス」なのか。

ここまで読み進めたあなたなら、そんな疑問を感じているかもしれない。前章までの内容を整理すると、つい飲みたくなるのはマーケティングの影響が大きく、アルコールは人間ならではの悩みを解決する魔法の液体として社会に浸透していること。アルコールに依存するのはたやすく、ソーシャルドリンキングもその一因になっていること。いや、あなたは飲まずに交流する楽しさをすでに体験済みかもしれないし、酔わないほうが親睦が深まることを実感しているかもしれない。酒で心をごまかしてきたことを反省し、しらふで自分と向き合う覚悟を決めているかもしれない。

体質的に飲めない人、酒をおいしいと思ったことがない人は自分は間違っていなかったと確信したのではないだろうか。これからは酒の席で肩身の狭い思いや飲まない言い訳をしないですむだろう。リハビリ中の人なら「酒をやめるだけじゃダメなの？」という疑問が、この本を手に取ったそもそもの理由かもしれない。ソバキュリアンなる人種はどうやって飲まない生活を続けているのか。また、断酒を貫くためのヒントやアルコールに依存した原因を知りたくて本書を開いた人もいるだろう。

酒を断ち、飲まない生き方を続けていれば、確実に睡眠の質と集中力がアップし、自信がつき、人との親睦が深まる。もちろん、しらふでハイになる方法もたくさん見つかる。それもそのはず。なにしろアルコールの正体は、前述のホリー・ウィテカーが指摘したとおり「百害あって一利なし」の「有害物質」だ。「太るもとだし、毛細血管をズタズタにするし、酔うとろくなことがないし。アルコールってじつは鎮静作用があるから、飲むと気分が落ち込んで、不安が大きくなるの。セックスしても気持ちよくないし、最低ね」。だったら、なぜ、どうして、今さら酒の席につきあうことがテーマになるのか。

私自身もそれをずっと考えている。本の執筆は自分との対話であり、書いているテーマをめぐって自分自身と延々議論しているようなものだ。ソバキュリは筆者としても個人としても非常にありがたいテーマである。おかげで今のところ酒の誘惑に負けずにすんでいる。どう飲んでも麻酔にしかならないと分かっているし、この調子で行けば「ルビー。ソバキュリアンです」が一生続くかもしれない。

しかし、現実は――。

そう単純ではない（と思う）。世の中から酒が消えてなくなる気配もない。自分の飲酒歴や好奇心の強さ、さらに※1リハビリ中の依存症患者は9割がリラプスするという米・国立アルコール乱用依存症研究所の統計を考えても、あと数回はリマインダー通知の世話になりそうだし、魔物の正体を自分の体で確かめたくなる機会もありそうだ。

そこで冒頭の疑問である。どうして「断酒」ではなく「ソバキュリ」なのか。

第一に、酒そのものは悪くないからだ。問題は酒を飲む理由と飲み方である。また、自省心のある内向型よりも社交性のある外向型を重視する文化や、万人をタイプ別に分類する風潮もいただけない。そして、無邪気な喜びに白い目を向け、天然のハイに戸惑い、感情の発露を嫌悪する社会にも問題がある。アルコールが単なる物質(依存性の高い有害物質で、さまざまな副作用を伴うが)だとすれば、過大評価も過小評価もせずに淡々と共存することはできないものか。

第二に、禁欲が過ぎると反動が大きくなる。とくに、憂さ晴らしや景気づけに効果があったものを我慢するのは危険だ。前述のマーク・ルイスはこれを「自粛疲れ」(第6章参照)と表現し、「無理に欲求を抑えようとすると、認知制御は強くなるどころか弱くなる」と説明する。もし、飲酒の習慣が長いことと身についているなら、ときにはガス抜き目的で、あえて飲むことも必要ではないか。そのほうが自粛疲れを起こさずに、ソバキュリ道をまい進できる気がする。

そんなことを、意識しながら飲んでも、SNSの投稿画像（居酒屋で知り合った人とグラス片手に肩を組む写真）にありがちな陽気な酒にはならないだろう。むしろ後悔と自己嫌悪にさいなまれる可能性が大きい。しかし、我が身を振り返り、断酒の決意を新たにし、酒とのつきあい方を見直すには絶好の機会だ。私の場合も、第1章で説明したとおり、想定内のリラプス／リマインダーを経験するたびに断酒をラクに長く続けられるようになった。

意識的に飲むことは、条件（高級な酒は安酒と違って悪酔いしないからOK等々）を決めて飲むことではない。TPOや量さえわきまえれば「解禁」というわけではないのだ。週末だけ、フルコースを楽しむときだけ、いつものメンバーとだけ飲むことにしたら、酒が〝お楽しみ〟になり、日常に楽しいことがない（悲しいかな、そう感じるときは多い）とついボトルに手が伸びてしまうだろう。アルコールに好感を持ち続けるかぎり、脳の報酬系回路は断酒前と同じように「飲みなさい」と指示を出す。

「特別な日」だから飲むという習慣も、「主役はイベントなのか酒なのか」と考えると疑問を感じざるを得ない。私もしばらく実験してみたが、特別な日（40歳の誕生日とか、出版契約が決まった日とか）に祝杯を挙げても、特別な気分にはならず、ありきたりな感じだった。人間の記憶はいい加減だ。私の場合も祝杯を挙げた光景は思い出せるけれど、そのときの感慨は記憶にないし、今の自分にどう影響するのかも分からない。前章でイビサ島旅行の思い出について話したが、今でも鮮明に覚えているのは旅行中に飲んだカクテルの味ではない。友情のありがたさ、骨休めの大切さ、感動的な自然の美しさだ。今後も味わいたいのはそういう体験である。そこにアルコールは必要ない。

とはいえ、ここから先はソバキュリアンならではの好奇心とあなた自身の選択の自由を尊重して、たまに飲むことを前提に話を進める。「自分は酒に懲りたから、もう飲みません」という人は、この先を飛ばして次の章に進んでもかまわない。

××とアルコールは使いよう

精神世界に詳しい人なら知っているかもしれないが、南米の薬用植物を原料としたアヤワスカという煎じ薬が「旬のドラッグ」として話題を呼んでいる。地元のシャーマンが調合するまずいお茶だが、儀式の中でこれを飲むと魂と自己が解放されるという。とくにPTSDやうつに有効とされ、依存症の原因を探り、回復のヒントを得ることもできる。強烈な向精神作用があるため、幻覚や極度の興奮を引き起こす。嘔吐や下痢を招くこともしばしばだが、これもデトックス効果のうちだ。

今のはすべて受け売りの情報である。私自身は怖くて試す気になれない。自己探求するなら瞑想、呼吸法、催眠といった穏やかな方法が好きだ。アヤワスカを引き合いに出したのは幻覚、興奮、嘔吐を招くところが……飲み過ぎたときのアルコールにそっくりだからである。とはいえ、週末の夜にアヤワスカをあおる人はまずいないし、提供する店も(一部を除いて)ない。アヤワスカを試すにはツアーに参加するのが一般的で、何か月も前から体調を整え、ペルーのジャングルまで出向く必要がある。一生に一度あるかないかの体験になりそうだ。

しかし、アヤワスカとアルコールは、一部の効果を除けば、まったくの別物である。アルコールが魂を癒やすとはとうてい思えない。惰性で飲むと逆効果になることは周知のとおり。しかし、アルコールをアヤワスカと同じ、強力なドラッグだと思えば、取り扱いに注意しなくてはいけないから、アル恋にかかったときの戒めになる。

魂の癒やしについては、ハイチ出身のジェシカ・ウィンストンに話を聞いた。彼女はブードゥー教の神官で呪術医だが、アルコールの用途をポジティブにとらえている。「お酒は医術、呪術、交霊術、伝統行事に欠かせないものだし、個人的には人づきあいの潤滑油になっているわ」とジェシカは言う。「アルコールは霊魂のようなもの。扱い方を間違えるとバチが当たるし、敬意をもってつきあえば意識を高めてくれる。それはどんな魂にも言えること！」

家族に酒乱がいたため、ジェシカが人前で酒を飲むようになったのは20代半ばになってからだ。「初めて飲もうと決意した日、『私は大丈夫』と自分に言い聞かせたわ。家族に依存症がいるからと言って、アルコールを避け続けるのはいけないと思ったの。恐れる気持ちに負けたくなかったから」とジェシカは振り返る。

スピーチ指導者のゲイル・ラーセンは生徒にアルコールを〝処方〟したことがある。その生徒はあがり症で、言いたいことをうまく伝えられなかった。そこでラーセンは、「ワインを2杯飲んで、裸になって、それからスピーチを考えなさい」と命じたという。酒が入れば（裸になったことも手伝って）、余計なことを考えずに自分の言葉を見つけることができると考えたのだ。自分の言葉で話すことはスピーチの基本であり、説得力が違ってくる。

アルコールは代々、医療の現場でも活躍してきた。昔は手術用の消毒や麻酔として重宝され、漢方の薬用酒には血行を改善する効果がある。「だけど、ランニングにも同じ効果があるわ。走るだけなら二日酔いの心配もないでしょう」と鍼灸師のサラ・エミリー・サイダックは言い、アルコールは薬草のエキスを抽出する際にも利用されると教えてくれた。

ここまで、一部ではあるがアルコールの効能を挙げた。アルコールを評価する際の参考にしてもらえれば幸いである。私自身はアルコールをモルヒネ並みの薬効がある規制薬物と考える。アメリカで1920年から1933年にかけて施行された禁酒法は功罪相半ばする結果になったようだ。アルコールの消費量はいったん落ちたものの、密造酒絡みの犯罪が多発し、女性や未成年者の飲酒を促した(もぐりの酒場に飲酒のルールはなかった)。私がアルコールをコカイン、LSD，アヤワスカと同列に位置づけるのは、それだけ効目が強烈だからだ。

実験のつもりでビールを飲んだら、たったひと口で気分が変わったことは前にも述べた。見える景色が変わり、日射しが照りつける窓にブラインドを下ろしたときのように、世界中が柔らかな光に包まれていた。昔はジョッキで何杯もあおっていたのに！　ロンドンの雑誌記者として毎晩のようにパーティーをはしごしていたら、あっという間に酒に強くなった。しかし、ソバキュリアンに転向したことで酒に対する感度が高くなり、心境の変化に敏感になった。今ではアルコールの影響を肉体、精神、感情、魂のレベルで感知できる。

最近は、酒席に参加するときは次のように自問自答している——。

この1杯に口をつけたら1分後、1時間後、翌朝はどんな状態になるだろう？

どんな思いから逃げたくて飲もうとしているのか

飲む理由と目的は？

二日酔いから完全に回復するまでに何日かかる？

日常生活にどんな支障が出るだろう？

惰性で飲むことが習慣になっていると、こういう質問に正直に答えるまでには数年かかるかもしれない。だから、何度も言うけれど、今ここにとどまる瞑想が必要なのだ。瞑想すると体との対話が始まり、心が発するシグナルをキャッチできる。同じことをヨガで体験した人も多いだろう。率直に（自分にうそをつかずに）自問自答することは、自然体でいることにほかならない。自然体でいると、周りに飲んでいる人がいても自分の本望、自分の価値観、自分の意思を見定めることができる。なかなか結論が出ない（堂々巡りの状態）なら、今日の酒はパスするのが正解だ。

もう一度言う。家族が集まるバーベキューや誰かのバースデーパーティーで飲もうかよそうか迷いに迷ったら、飲まないほうがいい——魔物のささやきが外野の雑音に変わるまでは。

こんなふうに自問自答すると、飲むのが正解と思える場面は、ほとんどないはずだ。では、どんな場面なら正解なのか。それについてはコメントを控えたい。口を酸っぱくして言うけれど、あなたが選んだ飲まない生き方はあなたのもの、あなただけのものだ。私にとって〝心の周波数〟を上げる1杯が、あなたにとってどんな1杯になるかは予想がつかない。第1章でアニー・グレイスの言う「飲みたいときに飲みたいだけ飲む」の真意について触れたけれど、現時点で私が「飲みたいとき」はほぼゼロ、「飲みたいだけ」もほぼゼロだ。しかし、数年前は違った。

当時、ナウ・エイジをテーマにしたポッドキャストに出演した。司会のノア・ランパートはソバキュリと魂の覚せいに興味津々の様子で、どういう条件なら酒を飲んでいいと思うか尋ねてきた。私はインディーズ系のコンサートでビールを1杯半飲んだ話をした。1杯目は好奇心を満たすために飲んだ。アルコールが入ると音楽の感じ方がどう変わるかのか試したかったからだ。そして、お代わりの半杯は単純に気分が乗ったからだが、それ以上飲むと（感覚が鈍くなり）かえって気分がさめてしまうことも承知していた。

そのコンサートで飲むことにしたのは、会場が森に囲まれた屋外ステージで、あたりに薫風が吹き、夜空に満天の星がまたたいていたからだ。「大音量の音楽、自然、聴衆との一体感――その3つがそろうと幻想的な世界にトリップした気分になるし、アルコールによって野性が目覚めた気がしたわ」と私はコメントした。すると、ノアは「自然を崇拝していた古代人みたいだ」と指摘。夏が終わりに近づき、熟れた果実が地面に落ち始めるころ、先人たちは収穫を祝って宴を開いた。私がクロアチアの夜会で「決定的瞬間」を迎えたのは、その数か月後だ。大音量の生演奏、豊かな自然、参加者との一体感に再び野性の血が騒いだが、今度は一滴も飲まずに踊り明かした。

その後もコンサートやクラブに出かける機会はあったが、友達のビールを2～3口もらっただけで気分が悪くなってしまった。体が思うように動かず、足が重い。「飲みたいとき」や「飲みたいだけ飲む」ことがほとんどなくなったのには、そんな事情もある。

酒好きに囲まれるのも悪くない

酔っ払いに囲まれながらソバキュリアンで通すことも酒席につきあうだいご味だ。こういう実・体・験（実験型体験）には3つのメリットがある。具体的に説明したい。

1つ目はアルコールの作用をつぶさに観察できること。ただし！　腕を組んで仁王立ちし、へべれけになった仲間に説教してはいけない。同じ話を繰り返す隣の人をにらみつけるのもダメ。それよりもイメージと現実のギャップに注目しよう。酔った本人は理想のキャラになりきっているつもりだろうけど、第三者から見ると……ふだんとほとんど変わらない。この発見は私にとって目からウロコだった。酔った自分は少しはおもしろく、セクシーに見えると思っていたのに、とんでもない勘違いだったようだ。

人の酔態をあれこれ批判しないことは、それ自体が精進である。人のふり見て我がふり直せという言葉もある。人目が気になるなら、マルガリータ3杯で右側側頭頭頂接合部を黙らせるよりも、自分を大目に、好意的に見てやるほうがいいのではないか。そうすれば、もっと素直に、自分を解放できるはずだ。

2つ目は、酒には人をなごませ、陽気にする効果がある。同じ話を繰り返し聞かされることもあるが、周りがなごやかで陽気だと、こちらまでなごやかで陽気になれる。それも酒席につきあうだいご味だ。しかも、一滴も飲む必要がない。なごやかで陽気なメンバーと一緒にいるだけでいい。

前章で触れた女子会旅行がまさにそれだった。みんなが飲むペースと私の気分が歩調を合わせているかのようだった。プロセッコのボトルが空くたび、私までハイになる。夜もふけたころ、みんなはクラブに出かけたけれど、私はひと足先にベッドに入った。しかし、翌朝になって驚いた。まだハイな気分が続いていたのだ。良き友達に感謝の気持ちでいっぱいになり、クラブでの武勇伝を聞くのが待ち遠しかった。そのうち、頭痛と寝不足を抱えた面々が起きてきた。全員がそろったところで楽しかった昨夜の話で、また盛り上がることができた。じつは、この旅行の幹事は、飲まない私を誘うべきか最後まで悩んだという。酔っ払いに囲まれて週末を過ごすのは不愉快だろうと思ったらしい。結果は？　飲んでも飲まなくても、楽しい夜に変わりはなかった。

3つ目は、酒宴に出ると、アルコールそのものは悪くないことが改めて分かる。しつこいようだが、問題は飲む理由と飲み方だ。酒好きに囲まれていると、昔の自分があながち間違っていなかったことにも気づく。酒が楽しいのは思い込みや妄想ではなく、飲んで騒ぐのは確かに愉快だったと。飲まなくなったからといって、いい思い出まで否定してはいけない。その結末が悲惨な二日酔いだったしてもである。

酒の席に出るときは、くれぐれも飲んでいる人をジャッジしないこと。誰の飲み方が「合格」で、誰が「要ソバキュリ（要断酒）」なのか、そんなことを判定する資格は誰にもない。ある人にとっては依存性の高い毒物が、別の人には最高の楽しみということもある。それでいいではないか。大切なのは、自分自身のスタンスだ。酒とのつきあい方を決めるときに自分を尊重し、信頼し、自分にとって最善の判断ができるかどうかである。

酒席での注意点をいくつか。悪酔いした人に絡まれたときは、すみやかにその場を離れ、必要ならば通報しよう。しらふの人間がサンドバッグになったり、酒乱の相手を務めたりする義理はない。友人、同僚、家族の飲み方が危険領域に入りかけているなら、あなた自身が飲まない姿勢を貫くことで良きお手本になれる。その影響力はバカにならない。いずれはあなたを見習い、あとに続く人が出てくるはずだ。しかし、身近な人の飲み方が常軌を逸していたり、自他を傷つけるおそれがあったりする場合は巻末に挙げた支援団体や公的機関に相談したほうがいい。

ここは判断の分かれ目だ。「楽しい酒」と「危ない酒」の線引きはじつに難しい。両者の違いが分からないなら、飲まないこと。しらふでいるほうが酒席が楽しくなるだろう。

飲まないときは何を飲む?

酒席で「実・体・験」するとき、ソバキュリをテーマにしたパーティーを開くとき、こんなノンアル系ドリンクなら楽しい時間になること間違いなし!

ライムソーダ
定番中の定番だが、フレッシュライムをたっぷり加えると味わいがアップ。ミントの葉や塩をひとつまみ足してもいい。炭酸水メーカーがあると、いつでも自宅で炭酸水ができる。キンキンに冷やして飲むのが正解。

ノンアルコール・ビール
生涯断酒派の間で問題視されているが(アルコール分0・5パーセントのビールでもリラプス?)、ビール好きだった私にとってノンアルコール版の登場はゲームチェンジャーになった。ビタミンBを豊富に含んでいるので、スキーのドイツ代表チームはスポーツドリンクとして愛飲し、そのおかげで練習量が増え、疲労回復が早くなったという。ヨーロッパはノンアルビールの先進国が多く、バリエーションも豊富。(独)クラウスターラーのドライホップ、(独)エルディンガーのアルコールフリー、(英)ブリュードッグのナニーステイトがお薦め。

キン・ソーシャル・トニック(日本では入手不可)
パーティーにぴったりの酔わないカクテルシリーズ。アダプトゲン系ハーブを原料にしたものは、ほどよくハイになれ、しらふでリラックスできること請け合い。1杯だけで効いてくる。

トニック&ビターズ
ライムソーダの大人版で、バーテンダーに作ってもらえるノンアルカクテルの定番――いや、ほぼノンアルだ。ビターズはアルコールを含んでいるので1、2滴にとどめよう。

モクテル(ノンアルコール・カクテル)
注文すると、バーテンダーは大喜び。意外にも、アルコール抜きでカクテルを作るという挑戦に奮い立つバーテンダーは多いのだ。好みのテイストだけ伝えて、あとはお任せしよう。甘口が苦手な人は超辛口のバージンメアリーにトライしてみては?

シードリップ(日本では入手不可)
英国生まれのノンアル・スピリッツ。薬草やスパイスを主原料にし、「アロマ系」「ハーブ系」「柑橘系」の3種のフレーバーがある。製法は「1651年に刊行された『The Art of Distillation(蒸留術)』の蒸留法をもとにしている」(製造元の公式サイト)とか。

カカオ
スーパーフードの王者である。抗酸化作用はブルーベリーよりも高く、鉄分、カルシウム、マグネシウムを豊富に含む。生のカカオ(チョコレートの原料と同じ植物から採取される)はフラボノイドの含有量が多く、心肺機能を向上させるらしい。ベルリンのレイブパーティーやヒーリングの儀式ではアルコールに粉末状のカカオを入れたドリンクが提供され、陶酔感、解放感、カフェインのような覚せい効果をもたらす。

スイカジュース
その名のとおり、新鮮なスイカと氷をミキサーに入れ、ハイスピードでかくはんすればできあがり。めちゃめちゃ美味!

第9章 二日酔いのない社会へ

二日酔いがなくなったら、何を始めよう？

前章までは飲酒の習慣を改めることに重点を置いてきた。魔物の正体を見極め、断酒が人間関係、健康、魂との交信にもたらす効果を検討し、感情体験を見直して、しらふでハイになる方法を探った。この最終章では少し視野を広げ、飲まない生き方が世の中にどう貢献するのか考えてみたい。

すでにソバキュリを始めた人は気づいているはずだが、酒をやめると日々の暮らしに時間の余裕ができる。以前に比べて仕事の納期やメールの返信にあくせくすることが減る。

ぽっかり空いた時間が退屈そうにあくびをし、念願だったサイドビジネスを早く始めてくれとせがむ。暇になった週末が予定の埋まるのを待っている。今まで余暇の大半を飲んで過ごしてきただけに、いきなり時間ができても戸惑うばかりで、暇と体力を持て余すかもしれない。ほかにやることなんて、あったっけ？

空いた時間を使って始めることとは、柄にもないことかもしれないし、大した意味はないように思えるかもしれない。しかしソバキュリアンの友達から聞いた話が忘れられない。彼女は酒をやめてから、シャワーのあとに、わざわざボディーローションをつけるようになった。ささいなセルフケアではあるが、それは彼女の心、体、頭にゆとりができたことを物語る。そのゆとりはやがて仕事、対人関係、健康管理にまで及び、どんな場面でも自分をいたわるようになったという。

私の場合は時間（体力、気力、集中力、自己管理力も）を貴重に感じるようになり、かねてから温めてきたヌーミナスの開設に余力を注いだ。おかげでソバキュリにも弾みがついた。開設当初の数年間は、生活のためにフリーのジャーナリストも続けていたから、二日酔いを起こしている場合ではなかったのだ。うっかり二日酔いになったときは能率や気力が減退し、その後悔が水を含んだ毛布のように重くのしかかった。20代のころとは大違いである。当時は二日酔いが楽しいとさえ思った。強力な鎮痛剤で頭痛を抑えてしまえば、あとは二日酔い特有のどうでもいい気分が続き、いろんなことが気にならなくなる。飲み過ぎた翌日には、二日酔い仲間の同僚と酒談議で盛り上がり、前夜の飲みっぷりを自慢し合った。そんな調子でも月末には決まった額の給料をもらえたが――フリーランスになったら、そうはいかない。すべては自分の責任と頑張りにかかっている。

「veisalgia」は二日酔いを表わす医学用語として2000年に誕生した。「飲酒後の不快症状」を意味する「kveis」（ノルウェー語）と「痛み」を意味する「algia」（ドイツ語）を組み合わせた造語だが、的を射ているではないか。それにしても年齢とともに二日酔いがひどくなるのはなぜだろう？　端的に言えば、肝臓のアルコール処理能力が低下するからだ。しかし、個人的には「後悔の念」も一役買っているように思う。歳を取り、分別がつくと、精神的にも飲酒後の不快症状が生じる。飲めば気分も体調も悪くなり、1日が無駄になると分かっていながら……つい飲んでしまうからだ。その後悔に、不快な身体症状が合わさったものが二日酔いではないだろうか。

年季の入った酒好きにとって二日酔い対策は永遠の課題だが、確実な方法はそもそも飲まないことに尽きる。酔わないカクテルを製造販売するキン・ソーシャル・トニックの共同創業者マット・カウブルもそう思い至ったひとりだ。カウブルは地獄の副作用のない酒類を開発しようとした。さまざまなハーブを使って試行錯誤した結果、飲酒による脱水症状、胃酸過多、栄養素不足を防ぐレシピは分かったものの、二日酔いの元凶であるアセトアルデヒドには対処のしようがなかったという。アセトアルデヒドは肝臓がアルコールを分解するときに発生する有害物質だ。

「つまり、アルコールを処理する人体の仕組みそのものが人体にダメージを与えているんだ」とカウブルは言う。それは二日酔いのメカニズムにおける医学的見地ともほぼ一致する（常識で考えても、二日酔いは、体内に毒物が入ったことを知らせる警告だ）。米・マウントサイナイ医科大学教授のレイチェル・ブリーマン博士は「二日酔いに伴う悪心は、体内で発生するアセトアルデヒドが原因と考えられる」とコメントし、米NBC放送のニュース番組で紹介された。

カウブルはこの発見を受けて、発想を転換。二日酔いを根本的に解消できないなら、いっそ二日酔いの起きない飲料を作ればいい。けれども、アルコールのポジティブな作用（リラックス効果や潤滑剤としての役割など）は残すことにした。なぜなら「人が集まる席には酒やたばこやお茶なんかの嗜好品がつきものだから」とカウブルは説明する。完全栄養食の開発に携わったことのあるカウブルは都会に暮らす独身だ。「酒も飲まないし、バーにも行かないとなると、仕事帰りに立ち寄るところが限られちゃうんだよね」

それはソバキュリ初心者にとって、避けては通れない悲しい現実だ。しらふで遊べる場所はもちろん、一緒に遊んでくれる仲間を探すのにも一苦労である。「カフェの思想家」（と言うべき）カウブルはこの現状を「もったいない社会的損失」と嘆く。「（飲まない人間が）人の集まる場から締め出されてしまったら、イノベーションの機会を失うことになる。人間は群れる動物だからね。みんなで知恵を出し合い、アイデアを煮詰めないと、改革は起きないよ」

飲み会がけんかや救急車騒ぎに発展するとは限らない。悪酔いする日もあれば、まじめな話題で論が白熱することもある。飲んでいたころの私も、週末の夜には小さなパブの片隅で、いつもの飲み仲間とブレーンストーミングに興じたことがあった。強い酒とキャンドルの灯にあおられて画期的なアイデアや活発な意見が飛び出すが――たいていその場で終わってしまう。もっと多くの人たちがしらふで意見交換したら、どうなるだろう？

「アルコール抜きでコミュニケーションする場が増えれば、課題の解決に貢献したいと思う人が増えるだろうし、お互いに対しても、社会の現実に対しても理解が深まるんじゃないかな」とカウブルは話す。

それを聞いて思った――だったら、自分には何ができるだろう？　世の中の役に立つアイデアや企画はすでに心の中にあるのではないか。それを行動に移せないのは、飲酒の習慣やアルコール文化が影響しているからでは？　酒が絡むことでイノベーションの機会がどれだけ失われているのだろう？

カウブルは、17〜18世紀の啓蒙思想がコーヒー文化の普及と一致すると指摘。当時のヨーロッパでは中東産のコーヒーが人気を呼び、アルコールをしのぐ〝社交飲料〟になった。「コーヒーハウスが酒場に代わる社交場になったんだ。そこに集まる人たちが科学談義や哲学談議に花を咲かせたおかげで、社会のあり方は大きく変わった」とカウブルは説明する。同じ現象は現在のシリコンバレーにも見て取れる。（よくも悪くも）技術革新を担うIT界の風雲児たちは知性の向上や体質改善効果をうたう機能性コーヒーを愛飲している。

空いた時間と余力を自分のために使えるようになったら、次は社会の一員として、二日酔いがなくなったら、何を始めよう？　と考える番だ。

それは、このご時世を考えると、いっそう意義がある。政治、教育、医療、環境、経済、格差の問題は、誰にとっても喫緊の課題だ。悪酔いしている場合でないことは、不透明な時代を生きる現代人の共通認識だろう。もはや無関心ではいられない。こうした課題をクリアするには一人ひとりが当事者意識を持つ必要がある。そのためにも二日酔いのない生き方を選ぶことが最初の一歩になる。

自分の問題が片づくと、人の役に立ちたくなる

「高貴な実験」と呼ばれた禁酒法がアメリカで施行されたのは、飲酒による依存症や家庭内暴力が増え、酒場を舞台にした政治汚職が横行したからだ。しかし、禁酒法時代に暴力犯罪や組織犯罪が急増したことを考えると、薬物の弊害（依存症、暴力沙汰、心身の疾患）を手当てせずに、薬物だけを取り締まっても意味のないことが分かる。

このテーマだけで本が1冊書けるほどだが（興味があれば、ヨハン・ハリ著『麻薬と人間 100年の物語』福井昌子訳／作品社、2021年がお薦め）、ここで禁酒法を引き合いにしたのは、私が考える「二日酔いのない社会」はアルコールを法律で禁じる社会ではないと言いたかったからだ。ソバキュリの主旨は飲酒の弊害を自分で見定め、酒とのつきあい方を決めるところにある。

禁酒法が成功しなかったのは薬物を禁じただけで終わったからだと思う。その薬物が使用される背景を検証しなければ、根本的な解決にはならない。だから、ソバキュリアンになると決めたら、飲みたくなる理由を（必要ならば専門家の力を借りて）深堀りしてほしい。多少なりとも依存している自覚がある人はもちろん、自分はめったに飲まないけれどアルコール社会に疑問を感じる人も、飲む理由を追求することが必要だ。

前者の場合は、自分が何から逃げたいのか探ることになるだろう。ありのままの自分でいることがなぜ苦痛なのか。ツラい過去にとらわれ、明るい未来をイメージできないのはどうしてなのか。前述の『人生がときめく片づけの魔法』には「捨てられない原因を突き詰めていくと、じつは二つしかありません。それは『過去に対する執着』と『未来に対する不安』。この二つだけです」とあるが、飲酒にも同じことが言える。

酒を断ち、今に生きることを決めたら、心の古傷を癒やすためにヒーリングやカウンセリングが必要になるかもしれない。あるいは、思いきって自分を傷つけた相手と話し合う（頭の中で対話しても構わない。相手に宛てて、送るつもりのない手紙やメールを書くだけでもかなり気持ちがスッキリする）のもいいが、目的はあくまでも過去と和解し、過去から自分を解放することだ。これからは昔の自分にこだわるのではなく、現在の自分が夢や希望をかなえる姿を思い描こう。

前述のマーク・ルイスは著書の中で「（ふたりの薬物依存症患者にとって）過去を振り返り、将来を展望することがドラッグの目先の誘惑に打ち克つターニングポイントになった」と記している。「目先の誘惑」とは「長期のメリットよりも目の前のうまみに価値を置く……心理傾向」であり、嗜癖の誘因でもある。さらにルイスは「（アルコール依存症の）ジョーイが断酒を続けられたのは現在の自分、幼少期の自分を理解し、酒というなぐさみがなくても生きていける自分を思い描いたからである」と続ける。思い描いたのは、時間をかけて育む価値のある未来に違いない。

「時間をかけて育む」必要があるのは、時間と努力に加えて魔物と対面する覚悟がいるからだ。魔物は心の闇に潜んでいる可能性があるので家族、友人、コミュニティーの支えが必要かもしれないし、場合によってはカウンセリングに投資することを考えなくてはいけない。それでも心の傷がかなり癒えると、本人はもちろん、社会全体にとって絶大な波及効果があるはずだ。しかし、アルコールは心痛をごまかす手段として、つねに身近にある。その現実を考えると、心の傷を根本から癒やすにはアルコールというばんそうこうをはがし、その下の生傷を手当てするしかない。

なぜ心が癒えると波及効果があるのか。それは断酒のよくある二次効果として、自分の問題に正面から向き合えるようになるからだ。その結果、気力や自信がつき、前向きになれる。自分と自分の判断力を信頼できるようになる。つきあう人が変わる。怒り、無力感、不満を覚えることが少なくなる。また、世のため人のために役に立ちたいという気持ちが湧いてくる。

二日酔いのない社会は、言うまでもなく(と言いながら言ってしまうけど)今よりも健康的な社会だ。※1アメリカでは予防できる死因の第3位が飲酒である。飲まない社会が実現すると心疾患、ガン、肥満、アルツハイマー病が減る。週末の救急外来が急性アルコール中毒の患者でひっ迫することもなくなる。そして、長寿社会になるかもしれない。ケンブリッジ大学の調べでは、※2 1日1杯のワインでも半年から5年ほど寿命を縮める可能性があるという。

しかし、不幸を嘆くばかりの人生では長生きする意味がなくなってしまう。それよりも、みんなで心身ともにタフな社会を作っていくほうが、はるかに有意義で楽しいだろう。一人ひとりがソバキュリに目覚め、心の波動を高くキープすれば、発想や発言や行動が変わる。食事の内容、働き方、やりたいことも変わる。新たに生まれた時間、体力、お金などの資源を社会のために活用できる。

すべては〝家の前を掃除すること〟から始まる。このたとえは断酒サークルやヨガコミュニティでよく使われるが、要するに「自分の尻は自分で拭え」という意味だ。玄関前にたまったゴミを隣家の庭に捨てたり、誰かに片づけてもらおうと思ったりしないこと。ゴミというのは、酒で紛らわしているトラブル（大小問わず）である。ツラいことがあると、誰かのせいにしたくなるのは人情だ——あの人がこんなことを言い、あんなことをしたから悪いのだと。しかし、過去のすべてを人のせいにしても、また自分のせいにしても前を向くことはできない。苦い体験を清算し、堂々と前に進むには物事の受け止め方に責任をもつことだ。

ドラゴン退治と心のゆとり

他人をわずらわしいと思わなくなる――この項目を見て爆笑した記憶がある。アメリカの保健福祉省が発表した「熟睡のメリット」に紹介されていたからだ。でも、その指摘は100パーセント正しいし、じつはソバキュリで得られる二次効果でもある。

日常生活や他人に対して耐性がつき、いらだつことが少なくなるのは自分の身に起きたことに責任を負うようになった成果だ。どんなストレスが降りかかろうと、それをどう受け止めるか（くよくよしたり、腹を立てたりすることにどれだけの時間と労力を使うか）はいつだって自分しだいである。私は念願だった記者の仕事に幻滅したとき、とっさにマスコミ業界のせいにしたくなった――業界内に浅はかな競争意識がまん延しているのがいけないのだと。しかし、ソバキュリのおかげで問題の根っこが分かった――そもそも華やかなファッション業界やセレブの世界に憧れたのは自己評価が低いせいだ。だから、もっと手ごたえのある生き方をしたければ、自己評価の問題を解決することが先決だと思った。

この話が飲酒にどうつながるのか。やはりポイントは感情の役割だ。ある出来事に対して心が反応し、次に脳が反応し、最後は脳の指令で体が反応する。三者（感情→思考→行動）がスムーズに連携すれば、自分に正直に生きられる。自分の意向や価値観に合った生き方がかなう。その結果「認知的協和」が生まれ、心穏やかでいられる。

一方、酒で感情（喜怒哀楽から解放感、失望に至るまで）をコントロールしていると、心の反応は鈍くなる。壊れかけた女の友情をワインで繕い、ビールをあおってコンプレックスをごまかす――そんなふうにアルコールを緩衝材にしていると、喜びがわいても心から浸ることができず、怒るべきところで怒れない。

しかし、抑え込んだ感情が消えてなくなることはない。自分の気持ちをごまかしたにすぎないからだ。気持ちと行動のずれが大きくなるにしたがって、心は重くなり、消耗する。そのうち日常のどんな場面においても、しかるべき行動を取るだけの気力がなくなってしまう。ジャック・ケント作『びっくりドラゴンおおそうどう』（中川健蔵訳／好学社、1984年）という絵本がある。主人公の少年がある朝、目をさますと部屋の中にドラゴンの赤ちゃんがいた。少年はさっそく母親に知らせるが、母親はあきれた顔で「ドラゴンなんかいるはずありません！」と一蹴する。しかし、ドラゴンの存在を否定すればするほど、ドラゴンは大きくなり、ついに少年の家を占拠してしまう。

ソバキュリアンとして自分の人生をふかんするとき、育ち過ぎたドラゴンがどこかに潜んでいることに気づくだろう。ドラゴンは心の真ん中に居座っているかもしれない。腹をすかせた巨獣が居候しているのだから、心が疲弊するのは当然だ。だったら、出て行ってもらうしかない。巨獣の目を見て、出て行けと命じよう。それはサメがいるプールに飛び込むようなものだから、最初は腰が引けるかもしれない。しかし、心身ともに元気で長生きするために、そして思いがけない喜びを全身で感じるためにも欠かせないことだ。

飲酒は果敢に挑戦することを避けるための逃げ道である――前述のブレネー・ブラウン

はそう指摘する。酒で心をごまかすから、正しい行動（それが自分の弱さをさらけだすことであっても）が取れない。その1杯でごまかそうとするきまり悪さは何だろう？　それこそが天然の喜怒哀楽を味わう絶好の機会だ。好ましくない感情やなじみのない感情は、目からウロコが落ちるような心の境地に案内してくれる。初めて見る境地は最初こそ怖いかもしれないが、そこには自分の無限の可能性が眠っている。

他人をわずらわしいと思わなくなる理由はもうひとつある。それは人を見る目が肥え、つきあう人が変わるからだ。ソバキュリを始めて自分の可能性に気づくと、時間の大切さが身にしみて分かる。だから、ネガティブな人種にかまっている暇はない（その代わり、ありのままの自分を肯定してくれる人、価値観を共有できる人との交流を大切にしたい）。

人間関係を整理すると、さらに時間と余力が生まれるから、世のため人のために尽くしたいという志をかなえやすくなる。自宅の前を掃除するのも大事だが、世の中には差別、格差、貧困に苦しんでいる人があまりにも多い。自分の心に潜むドラゴンを手なずけ、退場させるという大仕事を終えたあとは、過渡期を迎えた社会のために何ができるか考える人は少なからずいる。そこで、ある人物にニューヨークの街中で話を聞いてみたので、しばらくおつきあい願いたい。

飲まない社会は人にやさしい

ニューヨーク州ブロンクスは住民の大半がアフリカ系アメリカ人とラテン系だ。※3全米で最も多様な人種が暮らし、世帯収入の平均は全国平均を34パーセント下回る。この地区はホーク・ニューサムの故郷であり、活動拠点だ。ニューサムはBLM（ブラック・ライブズ・マター）運動のニューヨーク地区代表を務める。

ニューサムと初めて顔を合わせたのはClub SÖDA NYCのイベントだった。その2年前に断酒したニューサムはパネルディスカッションに加わり、飲まない生き方とコミュニティの構築について語ってくれた。二日酔いから解放されたことで彼の日常や社会活動は大きく変わり、生産性が飛躍的にアップしたという。「飲んでいたころは、ベッドから出て、娘をスクールバスに乗せるのが精一杯だった。あとは1日中ブラブラしていたよ。二日酔いとはよく言ったもんだね」とニューサムは昔の自分を振り返る。今回はマンハッタンの真ん中で待ち合わせた。彼はこのあと『ニューズウィーク』誌の編集部でインタビューに応じる予定があるからだ。

「今日は朝一番で娘と遊んで、ヨガと腕立てをやったよ。それから私書箱まで郵便物を取りに行って、帰りにマーク・ハイマン先生に会ってきた。先生は機能性医学の第一人者なんだ。保安局で用事をすませたあとは、DV被害に遭っている女性の相談に乗ったんだ。同居している男から5発撃たれたと言っていたよ。昔の俺からは想像もつかないけどね……」。ニューサムの声が小さくなる。「加害者だった自分が、今では暴力の被害者を助けようとしているなんて。こんな自分でも人の役立てるんだから、ありがたいよね」

ニューサムは酒ぐせが悪かった過去を隠さない。飲んで酔うと、とくに身内に対して攻撃的になったという。「けんか腰になるのは決まって酔っているときだった。家族に当たり散らすんだ。怒鳴りつけたり、暴言を吐いたりしてね。結局、自分に不満があったからだと思う。本当は(社会運動のリーダーとして)もっとやれることがあるはずなのに、できない。そのいらだちを酒で紛らわせていたんだ」。自慢にもならない話をあえて披露するのは、断酒によって前向きに変われることを身をもって示すためだ。その体験談は多くの人の励みになっているに違いない。

ニューサムが続ける。「俺はもともと消極的なタイプで、人にいいように利用されてきた。自分を大事にできず、相手に抗議する気にもならなかったよ。そうやってうやむやにしていた気持ちが酒を飲むと思い出されて、爆発してしまったんだ」。共感できる人は多いのでは？

私たちも、おかしいと知りながら、うやむやにしていることはないだろうか。たとえば、政治の腐敗、環境破壊、医療体制の不備。そんな自分に怒りや負い目を感じることも酒を飲む理由になっているのかもしれない。悪酔いしたり、暴力沙汰を起こしたりするのは、抑圧していた怒りが爆発したからではないのか。

飲まない生き方を選択する人が増えれば、現状はドラマチックに変わるはずだ。二日酔いに費やしていた時間を有効に活用できるし、その使いみちはまさに無限大である。しかし、貧困、暴力犯罪、人種差別に苦しむコミュニティにとっては夢物語に聞こえるだろう。※4ハイリスクな飲酒は困窮化が進む地域ほど増加傾向にあるが、アルコールがくれるなぐさみと即効性を考えれば不思議ではない。しかし、ホーク・ニューサムはそんなコミュニティの一員でありながら、二日酔いから解放された時間を抗議運動やボランティアにあてている。

そして酒を断てば、誰でも活路を開くことができるとニューサムは信じている。「酒に頼らなくても人生をエンジョイできるってことは自分は弱者ではないし、なにものにも支配されていないという証しだからね」。それは希望の証しだ。人は厳しい状況下でも、自分の内面から幸せを生み出せることを意味する。ひとつ付け加えると、同志とのつながりも自己肯定感を育む。だから、AAのような無償の支援グループはありがたい。自分を受け入れ、価値観を共有できる人との絆は飲まない生き方を貫く支えになるからだ。

しかし、何よりも大切なのは、ニューサムを見れば分かるように、アルコールで自分の気持ちをごまかさないこと。「それが試練から逃げず、試練に立ち向かう出発点になる」とニューサムは断言する。地球全体が試練を迎えるなかで、じつに心強いメッセージだ。格差や環境破壊など一筋縄ではいかない問題が山積する今、クリアな頭で将来を考えることがいつになく求められている。

すべては小さな意識改革から

「今ほど……しらふで考え、健全に討論し、建設的に異議を唱え、見識をもって議論しなければいけない時代はない」

——キング牧師

二日酔いのない毎日が続くと、さまざまな問題意識が芽生える。しかし、世の中を変えるには個人と社会が意識を共有しなくてはいけない。人知を結集する必要があるからだ。

飲まない人が増えれば社会問題が一気に解決するわけではないが、どうすれば各自が問題意識や自覚をもち、現状を正しく認識できるのだろう？　まずは、アルコールという麻酔で気力を低下させないことだ。アルコールを常習していると受容、分別、主体性といった高周波の精神活動が妨げられ、怒り、恐れ、無関心の沼にはまり込んでしまう。前述のマット・カウブルは「酔うと希望を感じたり、楽観的になったりするのは悩みが消えたように錯覚するから——つまり、現実をスルーした結果に過ぎない。前向きな変化を起こすには、希望だけでなく明確な志が必要なんだ」。

名著『さとりをひらくと人生はシンプルで楽しくなる』（あさりみちこ訳、飯田史彦監訳／徳間書店、２００２年）で知られるエックハルト・トールはYouTube動画の中で、意識の次元とアルコールの弊害について語っている。志を果たすには意識を高くもつしかないが、「（アルコールは）覚せいを妨げてしまう」とトールは言う。「覚せいや悟りは……言うなれば、上りのエスカレーターに乗っているようなものだが、アルコールの介入によって、下の階まで逆戻りしてしまう。１杯目で意識は薄れ、２杯目でさらに薄れ、３杯目で完全になくなる」

ということは、しらふの状態が続けば意識の高い状態も続き、ずっと上りのエスカレーターに乗っていられるわけだ。心の目がさめることは必ずしも愉快ではないが、自分の現状を見直し、改める出発点になる。気づきを得て初めて惰性で飲んでいる酒を断ち、報われない人間関係や仕事に見切りをつけ、政治や経済のあり方を変えることに一役買うことができる。今の社会体制では一握りの人間だけが他人や地球を踏み台にし、甘い汁を吸っている。

この現実も二日酔いのない社会を実現するモチベーションになる。飲まない日々が続くと、痛ましい現実から目を背けることがしだいに難しくなる。さえた頭とクリアな目でとらえる世界はめまいがするほど生々しい。見える景色が変わることで、人類の未来を担う一員としての自覚が芽生えるかもしれない。

酒に酔っていた自分は知らないうちに社会問題を大きくしていたのではないか。人として果たすべき責任は何だろう？　これまで自分の余力を無駄使いしていたのではないか。

視野を広げ、未来を展望するには、どんなふうに発想を転換すればいいのか。

ソバキュリを始めれば、一夜にして社会活動家や篤志家になれるわけではない。しかし、無自覚、無関心だった自分を「有自覚、有関心」に切り替えることはすぐにでもできる——傍観するのをやめて、当事者意識を持てばいい。

その意識は波及効果を生み、周囲の人間やコミュニティにも広がる。煩雑なこと（職場のゴシップ、SNSの荒らし、二日酔い等々）にとらわれなくなり、そのぶんの時間とエネルギーをもっと大切なことに注げる。物理学（量子力学、弦理論、量子もつれ理論）の知見は、宇宙の万物が連鎖していることを証明している。瞑想インストラクターのサー・デシモーネは「生きとし生けるものは必ずどこかでつながっている。だから、一人ひとりのやること、やらないことが重要な意味をもつんだ。健康的、肯定的、建設的な発想や行動は周囲のものすべてに影響する」と主張する。

ホーク・ニューサムは「ツラい気持ちをごまかし、現実から逃げていたら、人に手を差し伸べることはできない」と指摘する。酒は視野を狭くし、心身気にダメージを及ぼし、気づきをもたらす感情をまひさせ、ますます苦悩を大きくする。酒は、今あるトラブルを深刻にするだけではない。二日酔い、がんを誘発しかねない健康被害、翌朝の後悔といったトラブルを増やす。そうなると、飲んでいる本人は物理的にも精神的にも自分のことだけで手一杯になり、自分が世の中に貢献できるとは思えなくなってしまう。

貢献とは、困っている家族や友達に寄り添う、SNSでポジティブな情報やメッセージを発信する、人の指示ではなく自主的に行動するように心がける——そんなシンプルなことでいい。一人ひとりが意識や行動を少しずつ変えることで社会全体が変わっていく。

私たちはみな日々の暮らしに忙しい。与えられた条件のなかで一瞬一瞬を精一杯生きている。損な役回りを背負っている人もいれば、不遇な扱いを受けている人もいるだろう。しかし、飲まない生き方を選択するだけで将来のシナリオがどれほど大きく変わることか。その影響力を決して侮ってはいけない。慣れないことに挑戦する覚悟があれば、前述のホリー・ウィテカーの言葉に納得がいくはずだ。「酒を断つことは禁欲でも喪失でもない。目に見えない足かせを外し、自分の可能性を存分に広げることである」

多くの人にとって、飲まない生き方は「酒をやめれば、ラクになれるのか」という素朴な疑問から始まる。その答えを見つけるには、まず酒びんのキャップを閉め、目を開け、現実を見ることだ。

第10章 ソバキュリアンのための12ステップ

ソバキュリは宴会シーズン後の断酒月間ではない。ひとつのライフスタイルだ。日常のあらゆるシーンが変わる可能性を秘めたライフスタイルである。変わった結果、宝くじに当たったような気分になることもあれば、人間とは何か考えさせられることもある。ソバキュリアンになることを決めたら、試練に立ち向かうだけではなく、思いがけない喜びの瞬間をかみしめよう。ソバキュリを始めると人生はがぜんおもしろくなる。それだけは確かだ。

アルコールが大手を振って歩く世の中で本書で学んだことを実践し、続けていけるように、ソバキュリアンのための12ステップを考えてみた。

1 今でしょ

飲まない生き方を選択するのに早すぎることはない。地獄を見るまで待つことはない。体を壊す必要もない。人生がときめく選択をしたその日から二日酔いのない毎日が始まる。日増しに自信が育ち、本来の自分が戻ってくる。

2 「ほどほど」はNG

ほどほどに飲もうが〝節度をもって〟飲もうが、飲むことに変わりはない。やはりツケが回ってくる。ソバキュリを決意したのは酒の弊害に懲りたからではなかったか。ほどほどを心がけても振り出しに戻るだけだ。習慣を変えるのは至難の業であることを忘れないでほしい。アルコールへの依存を断ち切るには**一滴も飲まないこと**。これに尽きる。

3 引き金を知る

アル恋にかかったら、あらゆる角度から原因を探ろう。どういう状況になると酒が欲しくなるのか。考えるうちに飲みたい気持ちはみるみる薄れていく。ほろ酔い気分が懐かしくなったときは思い出と記憶を早送りし、苦い結末を再生すること。

4　ソバキュリデビューを糧にする

ソバキュリアンになって初めて体験することは酒に頼らなくてもハッピーになれる、くつろげる、堂々と振るまえることを再認識するチャンス。針のむしろに座るような思いもするが、そのおかげで友達の本性が見えるし、どこに行けば幸せやくつろぎや自信が得られるのかも分かる。なによりも翌朝の後悔は**絶対にない**。

5　酒を悪者にしない

アルコールは飲まなければ悪さをしない。だからアルコールをバイキン扱いするのはナンセンス。諸悪の根源は飲む理由と飲み方にある。どうして酒が欲しくなるのか徹底的に追求しよう。断酒を決意した自分を信じること。

6　批判や説教を慎む

自分が選んだ飲まない生き方は自分のものであり、自分だけのもの。他人の飲み方をとやかく言う資格はない。人は人、自分は自分。飲まない生き方を満喫していれば、自然と良いお手本になれる。飲まない生き方が板についてくれば、あとに続く人が現われるはずだ。

7　リマインダー通知に感謝する

実験のためであれ、魔が差しただけであれ、リラプス（再飲酒）は断酒が間違いでないことを知らせるリマインダー通知である。どれほど楽しい酒にも楽しくない代償が伴うからだ。二日酔いは避けようがない。通知の回数が減るにつれ、代償を払ってまで飲む価値があるとは思えなくなる。

8　うそをつかない

自分に、他人に、やることすべてに。酒に対する考え、今の気持ち、喜怒哀楽ともろもろの感情に。おかしいと思ったら、おかしいと言う。うれしかったら、素直に喜ぶ！　つねに言行心の一致を心がける。自分に正直に、誠実に生きることで認知的協和が得られる。

9　サポーターを見つける

サポーターとは飲まない自分を愛し、受け入れ、尊重してくれる人たちだ。ソバキュリアンではないかもしれないが、ソバキュリに理解がある。その人たちは（こちらが言わない限り）酒をやめた理由を根掘り葉掘り詮索しないし、卑屈にならない。ソバキュリデビューに不安を感じたときはサポーターに同席してもらうのも一案だ。

10　感情を味わう

ただし、流されてはいけない。感情は自分ではない。魂からのメッセージであり、次に取るべき行動を教えている。「私は今×××を感じている」と確認するくせをつけ、「×××」が何に反応した結果なのか観察する。感情を爆発させたり、否定したり、感情から逃げたくなったりしても、グッとこらえる。それでも対処に困ったら、誰かに気持ちを打ち明けてみよう。

11 スピリッツをスピリットに置き換える

自分に合う瞑想法を見つける。瞑想すると、スピリッツ（酒）につながっていた心の回線がスピリット（魂）に直結する。ヨガを始める、創作に打ち込む、音楽に浸る、（人目を気にせず思いきり）踊りまくる。そのどれもが魂を刺激し、心のグラスを満たしてくれる。

12 大志を抱く

1日の始まりか終わりに、こうして生きていることや生きがいを与えてくれるすべてのことに感謝する。毎日続けると、視野がどんどん広がる。自分の悩みよりも、世のため人のために時間とエネルギーを使いたくなる。生きることは貢献すること。勇気を出して一歩を踏み出そう。誰かの役に立てると信じて。

謝辞

まずは、飲まない生き方を選んだ勇気あるみなさんに感謝したい。問題意識をもち、習慣を改め、アルコールとのつきあい方を見直してくれてありがとう。依存症と戦う人たちにも敬意を表したい。おかげで私たちの社会がいっそう健全になる。

この本を書き上げることができたのは（そもそも書くチャンスをもらえたのは）マーク・ハーマン、ラーナ・リーブス、Club SÖDA NYCのオリジナルメンバー（ケイト、ケリリン、テイタム、カースティー、カーリン、ビックス）、ジェンナとペットの鶏、SÖDAの共同発起人のビエ・シムキン、そしてSÖDAのゲストや会場を貸してくれたみなさんの温かい応援があったからだ。

貴重な時間と知見を共有してくれたのはアーロン・ローズ、アレクザンドラ・ロクソ、ホーク・ニューサム、ホリー・ウィテカー、ジェン・バチェラー、レイサム・トーマス、ジェシカ・ウィンストン、マーク・ルイス、マット・カウブル、サー・デシモーネ、サラ・エミリー・サジダック、シャーマン・デュレク、ショーナ・バーチュー、ステファニー・スナイダー、トミー・ローゼン。心から御礼を申し上げたい。

今も心の支えになっているファット・トニー、ガブリエル・バーンスティン、グレノン・ドイル・メルトン、ジョシュ・コルダ、ローラ・ウィラビー、ルーク・サイモン、ミア・マンキューゾ、ラッセル・ブランド、サフィア・ハドゥシュ、トーニー・ララ、ディエゴ・ペレスにもありがとう。飲まない人生はやっぱりすばらしい！

出版界では、エージェントのコリーン・オーシェイにお世話になった。その熱意と指導力に触れられたことは天の恵みである。脱帽！　版元のハーパーコリンズと再びご一緒出来たことも幸いだった。担当編集者のリビー・エイデルソンは今回もみごとな仕事ぶりで、私の原稿を丁寧に、徹底的に編集してくれた。

両親のポールとナンシーにも感謝したい。自分を知り、信じ、語る大切さを教えてくれたふたりは、いつでも私の意思を尊重してくれる。本書は両親から学んだことの集大成だ。

最後に、夫のサイモン・ウォリントンへ。最後まで話を聞いてくれてありがとう。愛してる。

支援グループのリスト

Alcoholics Anonymous（アルコホーリクス・アノニマス／ＡＡ）

飲酒の問題を抱える人のための自助グループ。ミーティングや12ステップの回復プログラムを中心に世界各地で活動を展開

▲ＡＡアメリカ　https://www.aa.org/

▲ＡＡジャパン　https://aajapan.org/

Club SÖDA NYC（クラブ・ソーダ・ＮＹＣ）

著者のルビー・ウォリントンとビエ・シムキンが設立したソバキュリの発信地。ニューヨークを中心にイベントや交流会を開催してきたが、現在はポッドキャストの配信が中心

▲ https://www.clubsoda.nyc/

Club Soda UK（クラブ・ソーダ・ＵＫ）

英国の自助グループ。断酒や減酒に関する情報発信、交流会、オンラインレッスンなどを実施

▲https://joinclubsoda.co.uk/

Dharma Punx NYC（ダルマ・パンクス・ＮＹＣ）

仏教の知恵を生かした依存症ケアを提案。定期的に開かれる講話会はオンラインでも視聴できる

▲https://www.dharmapunxnyc.com/

No Beers? Who Cares!（ノー・ビアーズ？　フー・ケアーズ！）

ニュージーランドを拠点とする会員制の断酒プログラム

▲ https://nobeerswhocares.com/

Open Path Collective（オープン・パス・コレクティブ）

NPOが運営する登録制のウェブサイト。全米各地の認定カウンセラーを紹介している。個別相談は1回30〜60ドル

▲https://openpathcollective.org/

Recovery 2.0（リカバリー2.0）

依存症の回復に向けたプログラムやコミュニティを紹介

▲https://r20.com/

She Recovers（シー・リカバーズ）

依存症に悩む女性のための団体

▲https://sherecovers.org/

Smart Recovery（スマート・リカバリー）

あらゆる依存症を対象に、回復に役立つツールを提供。アメリカ、カナダ、オーストラリア、デンマーク、アイルランド、英国ではミーティングも開催

▲https://www.smartrecovery.org/

Talkspace（トークスペース）

オンライン・カウンセリングのネットワーク。チャットやメールで認定心理療法士に相談できる。相談料は週49ドルから

▲https://www.talkspace.com/

Tempest（テンペスト）

ホリー・ウィテカーが設立した断酒の学校。グループレッスンや各種プログラムを通じて指導を行っている

▲https://www.jointempest.com/

註

はじめに

p.26　＊1　最新の調査によると、アメリカ国民の８人に１人はアルコール依存症の可能性がある

the latest figures suggest that up to one in eight Americans is dependent on alcohol:Marc A. Schuckit, “Remarkable Increases in Alcohol Use Disorders,” JAMA Psychiatry 74, no. 9 (2017): 869–70, https://jamanetwork.com/journals/jamapsychiatry/article-abstract/2647075.

第１章

p.39　＊1　特定の物質への執着

“preoccupation with substance use”: “Public Policy Statement:Definition of Addiction,” American Society of Addiction Medicine,April 12, 2011, https://www.asam.org/resources/definition-of-addiction.

p.44　＊2　米国内向けの 2017 年の酒類の広告費はペルノ・リカール１社だけで４億 2100 万ドルに上る

Drinks company Pernod Ricard alone invested $421 million in advertising in the United States in 2017: “Pernod Ricard Company’s Advertising Spending in the United States from 2013 to 2017,” Statista, https://www.statista.com/statistics/463837/pernodricard-ad-spend-usa/, accessed August 14, 2018.

p.44　＊3　医学誌『ランセット』に掲載された 2007 年のリポートを見ると

according to a 2007 report published in the medical journal The Lancet: Mike Nudelman and Eris Brodwin, “Alcohol Is One of the Five Most Addictive Substances on the Planet,” Independent, October 12, 2017,https://www.independent.co.uk/life-style/most-addictive-substances-alcohol-nicotine-cocaine-barbiturates-the-lancet-a7996616.html.

p.47　＊4　それ以上に物質使用障害が多い職種はサービス業と建設業だけである

only hospitality and construction work see higher rates of substance use disorders: Donna M. Bush and Rachel N. Lipari, “Substance Use and Substance Use Disorder by Industry,” CBHSQ Report, April 16, 2015, https://

www.samhsa.gov/data/sites/default/files/report_1959/ShortReport-1959.pdf.

p.64　＊5　断酒を前提とした依存症回復プログラムにおいては、参加者の４～６割がリラプス（再飲酒）する

between 40 and 60 percent of people in abstinence-based recovery programs relapse: Ruben Castaneda, "Why Do Alcoholics and Addicts Relapse So Often?," U.S. News & World Report, April 24, 2017, https://health.usnews.com/wellness/articles/2017-04-24/why-do-alcoholics-and-addicts-relapse-so-often.

第２章

p.79　＊1　「それはアルコールが友達になり、ストレスやツラさをまぎらわしてくれる相手になったときです」

it's when alcohol becomes a friend, the thing that we turn to to relieve our stress, to numb our pain: Deidra Roach quoted in Risky Drinking, 2016, https://www.hbo.com/documentaries/risky-drinking.

第３章

p.116　＊1　性機能障害の主な原因は飲酒だ

drinking is the leading predictor of a person developing sexual dysfunction: Bijil Simon Arackal and Vivek Benegal, "Prevalence of Sexual Dysfunction in Male Subjects with Alcohol Dependence,"Indian Journal of Psychiatry, 49, no. 2 (2007): 109–12, https://www.ncbi.nlm.nih.gov/pmc/articles/PMC2917074/.

p.116　＊2　深酒する（一度にグラス５杯以上を飲む）女性は、まったく飲まない女性に比べて淋病にかかるリスクが５倍になる

women who binge drink (five drinks or more at one time) are five times more likely to contract gonorrhea: Alcoholism: Clinical & Experimental Research, "Women Who Binge Drink at Greater Risk of Unsafe Sex and Sexually Transmitted Disease," ScienceDaily,September 15, 2008, https://www.sciencedaily.com/releases/2008/09/080904215613.htm.

p.121　＊3　抵抗できない状態で性的暴行を受けた被害者のうち89パーセントが酒を飲んだか飲まされたと供述している

89 percent of "incapacitated" sexual assault victims said they had been drinking alcohol or were drunk before they were assaulted: Christopher P. Krebs, Christine H. Lindquist, Tara D. Warner, Bonnie S. Fisher, and Sandra

L. Martin, "The Campus Sexual Assault (CSA) Study: Final Report," October 2007, https://www.ncjrs.gov/pdffiles1/nij/grants/221153.pdf; Jessie Baimert, "Kasich on Sexual Assault:Don't Go to Parties with Alcohol," Enquirer, April 15, 2016, Cincinnati.com, https://www.cincinnati.com/story/news/politics/blogs/2016/04/15/kasich-sexual-assault-dont-go-parties-alcohol/83084604/.

p.124 ＊4 「大声でしゃべり、豪快に笑い、シャツをはだけ、男顔負けの飲みっぷりを見せる……（ラデット文化は）窮屈で古くさい男女像（夫は外で飲んだくれ、妻は夫の帰りをじっと待つ）を覆した」

"mouthy, up for a laugh, took her clothes off and could out-do any male companion in the drinking stakes": Louise Donovan, "The Rise and Fall of the Ladette," Vice, International Women's Day, March 8, 2017, https://www.vice.com/en_uk/article/ypkp9m/the-rise-of-fall-of-the-ladette.

第5章

p.162 ＊1 酒を一滴も飲まない 16 ～ 24 歳の若者は 2005 年から 2013 年にかけて 4 割以上増加した

the number of teetotal sixteen- to twenty-four-year-olds increased by over 40 percent between 2005 and 2013: Oscar Quine, "Generation Abstemious: More and More Young People Are Shunning Alcohol," Independent, January 15, 2016, https://www.independent.co.uk/life-style/food-and-drink/features/generation-abstemious-more-and-more-young-people-are-shunning-alcohol-a6811186.html.

p.162 ＊2 英国の国民保健サービスは「トラ箱」の導入を検討している

the British National Health Service is considering the use of "drunk tanks": "NHS to Consider Routine Use of 'Drunk Tanks' to Ease Pressure on A&Es," NHS England, December 29, 2017, https://www.england.nhs.uk/2017/12/drunk-tanks/.

p.163 ＊3 アメリカ国内のアルコール消費量は増加傾向にある。2002 年から 2013 年にかけて全体の消費量は 11 パーセント増え

alcohol use is on the rise, up 11 percent overall between 2002 and 2013: Bridget F. Grant, S. Patricia Cou, and Tulshi D. Saha, "Prevalence of 12-Month Alcohol Use, High-Risk Drinking, and DSMIV Alcohol Use Disorder in the United States, 2001–2002 to 2012–2013," JAMA Psychiatry 74, no. 9 (2017): 911–23, https://jamanetwork.com/journals/jamapsychiatry/fullarticle/2647079.

p.185　＊4　アメリカの保健福祉省によると、良質な睡眠の主な効果

According to the US Department of Health and Human Services,routine deep sleep leads to: "Get Enough Sleep. The Basics: Health Benefits," U.S. Department of Health and Human Services, health finder.gov, https://healthfinder.gov/HealthTopics/Category/everyday-healthy-living/mental-health-and-relationship/get-enough-sleep#the-basics_2, last updated August 14, 2018.

第6章

p.199　＊1　回答者の77パーセントにストレスがあり

77 percent of people interviewed living in NYC said they are "stressed": James Manning, "The Time Out City Life Index 2018," Time Out, June 13, 2018, https://www.timeout.com/things-to-do/city-life-index.

p.203　＊2　精神的にも心理的にもタフになり、自己評価や共感力が上がることは科学的に証明されている

helps foster mental and emotional resilience, improve selfesteem, and boost empathy: Amy Morin, "7 Scientifically Proven Benefits of Gratitude That Will Motivate You to Give Thanks YearRound," Forbes, November 23, 2014, https://www.forbes.com/sites/amymorin/2014/11/23/7-scientifically-proven-benefits-of-gratitude-that-will-motivate-you-to-give-thanks-year-round/#ac5946c183c0.

第7章

p.225　＊1　情動や感情を数値化し、「意識の一覧表」なるものに表示している

gave feeling states a numeric value in what he called his Map of Consciousness: David Hawkins, "A Clear Map to Your Spiritual Enlightenment," Heal Your Life, July 14, 2015, https://www.healyourlife.com/a-clear-map-to-your-spiritual-enlightenment; "Dr. Hawkins,"Veritas Publishing, https://veritaspub.com/dr-hawkins/, accessed August 14, 2018.

p.246　＊2　人助けは断酒を続ける励みにもなる

that research has shown helps people stay sober longer: Jill Suttie, "Can Helping Others Keep You Sober?," Greater Good Magazine, April 14, 2016, https://greatergood.berkeley.edu/article/item/can_helping_others_keep_you_sober.

第8章

p.258　＊1　リハビリ中の依存症患者は9割がリラプスする

(according to the National Institute on Alcohol Abuse and Alcoholism) 90 percent of recovering alcoholics “relapse”: “Alcohol Rehab Success Rates,” Alta Mira Recovery Program, https://www.altamirarecovery.com/alcoholism/alcohol-rehab-success-rate/,accessed August 14, 2018.

第9章

p.284　＊1　アメリカでは予防できる死因の第3位が飲酒である

what with alcohol being the third leading preventable cause of death in the United States: “Alcohol Facts and Statistics,” NIH, National Institute on Alcohol Abuse and Alcoholism, https://www.niaaa.nih.gov/alcohol-health/overview-alcohol-consumption/alcohol-facts-and-statistics, last updated August 2018.

p.285　＊2　1日1杯のワインでも半年から5年ほど寿命を縮める可能性がある

even one glass of wine per day can shorten a person’s life by anything from six months to five years: Meera Senthilingam, “Even One Drink a Day Could Be Shortening Your Life Expectancy,” CNN,https://www.cnn.com/2018/04/13/health/too-much-alcohol-drinking-limits-shorter-life-expectancy/index.html, last updated April 13,2018.

p.290　＊3　全米で最も多様な人種が暮らし、世帯収入の平均は全国平均を34パーセント下回る

most racially diverse area of the United States and where the average household income is 34 percent lower than the national average: “The Bronx,” Demographics: 2013 Estimates, Wikipedia,https://en.wikipedia.org/wiki/The_Bronx#Demographics,accessed August 14, 2018

p.293　＊4　ハイリスクな飲酒は困窮化が進む地域ほど増加傾向にある

risky drinking is rising fastest in the most marginalized communities: Bridget F. Grant, S. Patricia Cou, and Tulshi D. Saha, “Prevalence of 12-Month Alcohol Use, High-Risk Drinking, and DSMIV Alcohol Use Disorder in the United States, 2001–2002 to 2012–2013,” JAMA Psychiatry 74, no. 9 (2017): 911–23, https://jamanetwork.com/journals/jamapsychiatry/fullarticle/2647079.

ルビー・ウォリントン
Ruby Warrington

英国生まれ。「ソバーキュリアス(sober curious)」＝飲まない生き方というトレンドワードの生みの親であり、アルコールとのつきあい方を見直す〝ソバキュリ〟ムーブメントを牽引。記者、編集者として20年以上のキャリアをもち、英『タイムズ』紙の日曜版で別冊を担当した。２０１２年に活動拠点を米ニューヨークに移し、〝ソバキュリアン〟のコミュニティClub SÖDA NYCを共同で設立。数々のイベントを開催して、一躍注目を集める。

永井 二菜
ながい にな

主な訳書に『1分間マネジャーの時間管理』『ヘビってオナラするの?』『ベストパートナーの対話術』(パンローリング)、『夫婦仲の経済学』『これが答えだ! 人生の難題をことごとく乗り越える方法』(CCCメディアハウス)など。20作品を超える出版翻訳のほか、映像翻訳や海外タレントのインタビューも手がける。

装丁 ―――― 北谷彩夏
DTP ― 越海辰夫(越海編集デザイン)
編集 ―――― 梅森 妙

飲《の》まない生《い》き方
ソバーキュリアス

2021年11月 9日 ———— 第1版第1刷発行
2023年 7月11日 ———— 第1版第2刷発行

著者 ———— ルビー・ウォリントン
訳者 ———— 永井二菜

発行人 ———— 宮下研一
発行所 ———— 株式会社方丈社
〒101-0051 東京都千代田区神田神保町1-32 星野ビル2階
電話03-3518-2272／FAX 03-3518-2273
ホームページ https://hojosha.co.jp
印刷所 ———— 中央精版印刷株式会社

 ISBN978-4-908925-78-8

フィンランドの幸せメソッド
SISU（シス）

カトヤ・パンツァル 著
柳澤はるか 訳

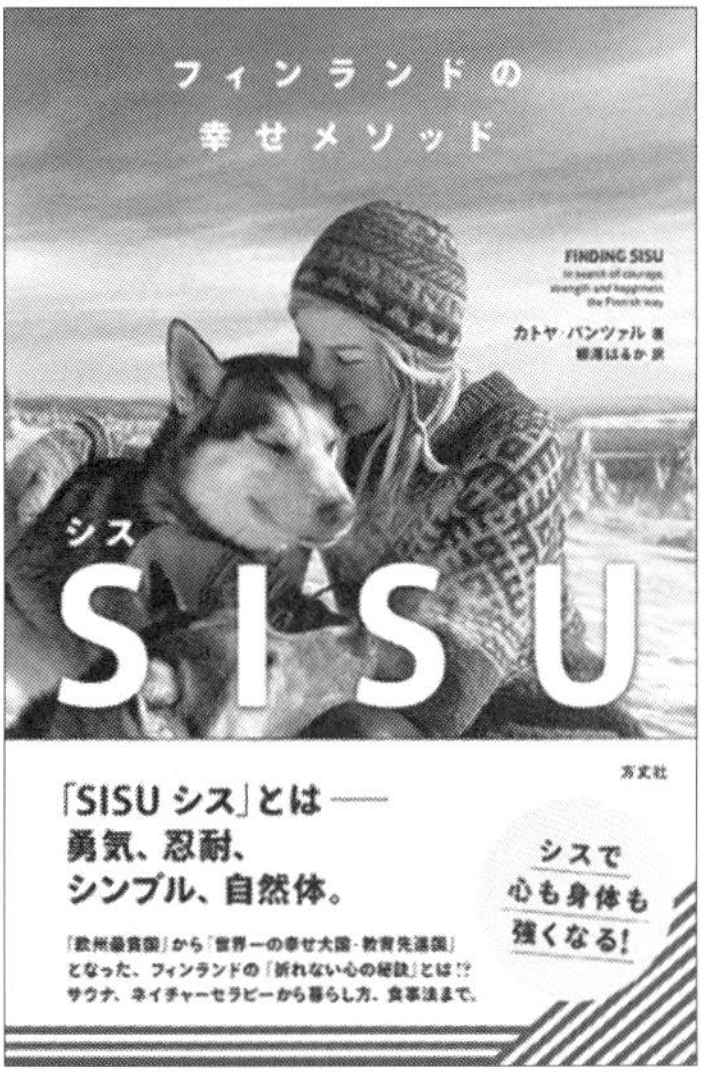

世界幸福度ランキング
で4年連続1位
フィンランドの人々に
古くから受け継がれる
特別な精神力、
それがSISU（シス）！

フィンランドが世界一幸せな国である秘訣はSISU（シス）にある。厳しい環境の中でも勇気・忍耐・自然体を忘れない精神力、いわば「フィンランド魂」。サウナ、アイススイミング、森林浴、シンプルなエクササイズ、食事法、暮らし方まで、「幸せ大国」のシスに学ぶシンプルな生き方、折れない心のつくり方を本邦初公開!

四六判並製　304頁 ｜ 定価：1,700円＋税

ISBN:978-4-908925-35-1